构建"以人为本"的普惠医疗保障制度

韩桂君　著

北京理工大学出版社

BEIJING INSTITUTE OF TECHNOLOGY PRESS

图书在版编目（CIP）数据

构建"以人为本"的普惠医疗保障制度／韩桂君著
. --北京：北京理工大学出版社，2023.7
ISBN 978-7-5763-2549-2

Ⅰ.①构… Ⅱ.①韩… Ⅲ.①医疗保健制度-中国
Ⅳ.①R199.2

中国国家版本馆 CIP 数据核字（2023）第 119248 号

出版发行／北京理工大学出版社有限责任公司
社　　址／北京市海淀区中关村南大街 5 号
邮　　编／100081
电　　话／(010) 68914775（总编室）
　　　　　(010) 82562903（教材售后服务热线）
　　　　　(010) 68944723（其他图书服务热线）
网　　址／http：//www.bitpress.com.cn
经　　销／全国各地新华书店
印　　刷／唐山富达印务有限公司
开　　本／710 毫米×1000 毫米　1/16
印　　张／9.5　　　　　　　　　　　　　责任编辑／徐艳君
字　　数／175 千字　　　　　　　　　　　文案编辑／徐艳君
版　　次／2023 年 7 月第 1 版　2023 年 7 月第 1 次印刷　责任校对／刘亚男
定　　价／49.80 元　　　　　　　　　　　责任印制／李志强

图书出现印装质量问题，请拨打售后服务热线，本社负责调换

前　言

　　首先要交代一下写作的缘起。在幼年时，我就有一个全体中国人民在生病时都能看得起病的梦想。那童年的记忆，至今犹在眼前，1976 年的春天，我爷爷卧病在床，不仅没有钱给他看病，连他临终想吃小麦面粉做的白馍的愿望都无法满足。尽管父母都非常善良和孝敬老人，但家徒四壁而一筹莫展，四处求人也无济于事，因为当时的农村每一家都极其贫困。刚刚满六岁的我，目睹了爷爷生病到去世的全过程，特别困惑，总是在想为什么父母起早贪黑下地干活却无法换得一家人温饱？爷爷劳苦一辈子却在病痛中离世？当时就有个朴素的想法——要是每个人生病了，都能够免费看病，那该多好啊！弟弟 1974 年出生时患有先天性白内障，未能及时治疗而视力残疾，一方面是当时医疗水平低下，另一方面是根本没有钱去看病。大学毕业我留校工作以来，在法学教育和学术研究中，能够始终保持底层关怀，跟童年时代的经历密切相关。2016 年母亲因糖尿病并发症导致右脚五个脚趾烂掉了，在河南省南阳市找不到可以不截肢而能医治的医院。后来打听到武汉市梨园医院的疮疡科能治疗，我把母亲接到梨园医院。她从 7 月下旬到 9 月底住院两个多月，做了 4 个手术，花费了近 20 万元。我是用信用卡刷卡支付的，后来慢慢还信用卡欠款。河南省新农合政策是先垫支后报销，带齐了所有的报销手续，母亲回去老家，新农合给报销了 4 万元。妈妈知道我要还信用卡，把报销所得 4 万元转账给了我。据了解，同时期湖北省的新农合报销比例达到 70%，且不需要患者垫支全部医疗费，仅需缴纳自己所要承担的部分药费。在为母亲治疗的过程中，我一直在想，什么时候我国人民可以免费看病啊？或者什么时候全国人民都有同等的医疗保障啊？进入新时代，党和国家将实现人民对美好生活的期待作为治国理政之目标，于是，我着手研究普惠医疗保障制度。

　　其次概况介绍一下书的内容。我国从 20 世纪 50 年代开始的医疗保障制度是非普惠性的，这不符合我国社会主义国家的理念，也没有能够体现政府对每一个国民的公共责任以及公民平等的价值。党的"以人民为中心"的发展理念体现在医疗领域就是普惠医疗保障，实现让"人民共享发展成果"的国家治理目标。普惠医疗保障制度是指能够为全民提供平等的医疗待遇，使之能够保障公民获得与自身所患疾病相适应的公共医疗服务的法律制度。它以生命平等为价值起点，具有广泛性、平等性和适度性。普惠医疗是实现人民美好生活的基础，也是社会主义优越性的体现。在我国成为世界第二大经济体的当下，也具备了实施普惠医疗的经济基础。我国已经设立的国家医疗保障局，统筹全国的医疗事务。普惠医疗需要将原有的法定医疗保险基金合并，实施全社会性医疗统筹，在此基础上，优化分级诊疗制度，并尽可能促进医疗资源的均匀分布。在 2022 年我国人口出现负增长的严峻形势下，应与普惠医疗同时构建普惠生育保险制度，以减轻生育负担。

再次要说明本书的资助机构。2022 年年底本书作为前期成果申报获得湖北省法学会以结代立的科研项目"重大课题"立项，课题编号为 HBFXH22-102，特此感谢湖北省法学会的支持。

最后致谢。一要感谢武汉大学硕士研究生常春同学前期的素材收集和整理工作；二要感谢我的爱人张建民全力支持；三要感谢北京理工大学出版社的编辑，没有他们的辛勤付出，就没有本书的出版面世。

鉴于未能全面实地调研，有些地区的医疗保障情况未能纳入。由于个人学识有限，不足之处，敬请方家批评指正。本书所有的文字责任，由作者承担。

韩桂君
2023 年 4 月于文治楼法援中心

目　录

第一章　我国医疗保障制度的建立、演变及现状分析

所谓医疗保障制度，是指当被保障对象因为各种健康因素失去劳动能力从而难以获得经济收入时，国家和社会应当依法对其提供一定标准的医疗服务，或按照既定标准对其收入进行补助的一种社会保障制度[1]。该制度自成体系，由多个部分构成，主要包括社会医疗保险制度、医疗救助制度、商业医疗保险制度以及大病保险制度等。从其名称及内涵可知，该制度既是一国社会保障制度的重要组成部分，又与相同时期内该国所实施的卫生健康政策密切相关。我国在医疗保障制度方面的立法自中华人民共和国成立之初开始经历了漫长的发展历程，其发展的每一阶段都为我国社会的医疗保障事业作出了不可磨灭的贡献。

第一节　我国医疗保障制度的发展历程

抗日战争的胜利以及解放战争的结束，使中国人民获得了"站起来"的机会。1949 年 10 月，中华人民共和国得以成立。由于战火刚刚停息，国家各行各业均处于一种百废待兴的状态。在中国共产党的领导下，中国人民完成了一系列的社会改革。农村土地革命、"三大改造"等改革任务的完成，意味着中国社会正式进入了社会主义社会的初级阶段。在这一背景之下，我国开始探索建立本土化的医疗保障制度。彼时，我国的医疗保险制度主要由三部分组成：一是劳动保险医疗制度，其服务于城镇的国企以及集体企业的职工；二是公费医疗制度，面向机关事业单位人员；三是农村合作医疗制度，主要是为公社农民服务。

一、中华人民共和国成立后医疗保障制度的初步探索

（一）劳保医疗制度的建立及评价

1951 年，国家政务院发布了《中华人民共和国劳动保险条例》，以该文件作为

基础，我国劳保医疗保险制度得以建立，这应该可以说是中华人民共和国的第一项医疗保障制度。建立初期，该制度的适用企业类型较为狭窄，仅仅包括雇用工人与职员人数在100人以上的国营、公私合营、私营及合作社经营的工厂、矿场及其附属单位与业务管理机关，以及铁路、航运、邮电的各企业单位及附属单位；后经修订，工厂、矿场、交通事业的基本建设单位以及国营建筑公司亦被纳入其适用范围。

1. 初建：1951年《中华人民共和国劳动保险条例》

1951年2月，政务院公布并开始施行《中华人民共和国劳动保险条例》（以下简称《劳动保险条例》），以此文件为基础试行劳保医疗制度，此条例分为7章共计34条。其在第3章第13条中规定了工人与职员的医疗保险制度，这标志着我国劳保医疗制度的正式确立。

《劳动保险条例》第13条以4款条文对劳保医疗制度进行规定，其关于医疗保险制度的内容主要包含了以下几点：①适用对象及范围。结合本条第1款、第4款之内容来看，《劳动保险条例》的适用对象为工人与职员及其供养的直系亲属[2]，但直系亲属所受之普通药费较工人与职员减半支付。根据《劳动保险条例》第2条之规定，劳保医疗制度所适用的企业主要包括国营、公私合营、私营及合作社经营的工厂、矿场及铁路、航运、邮电的各企业[3]；而对于条例规定之外的企业，《劳动保险条例》则授权企业与其工会通过协商，在本条例的原则以内用集体合同的方式来解决工人与职员的劳动医疗保险问题。②保险承担的费用类型。根据第13条，工人与职员因治疗所产生的各种费用中，由企业行政方面或资方负担的类型主要包括治疗费、住院费及普通药费，而其他诸如贵重药费、就医路费及住院时的膳费则需由工人或职员自行负担。由其所供养的直系亲属所产生的医疗费用亦然，但普通药费的一半需由本人自行承担。③保险费用的征缴。根据《劳动保险条例》第7条，实施劳动保险所需费用分为两个部分，皆由企业承担，一部分为劳动保险金，交企业工会组织办理，另一部分为其他费用，由企业直接支付；根据第8条、第9条之规定，所缴纳劳动保险金的数额相当于企业全部工人与职员工资总额的百分之三，该费用的征缴由中华全国总工会负责执行。

2. 发展：1953年《中华人民共和国劳动保险条例修正案》

1953年1月，政务院发布修改《劳动保险条例》的决定，并公布《中华人民共和国劳动保险条例修正案》。该修正案对当时的劳保医疗制度提出了两个方面的修改。其一，扩大制度适用范围。劳保医疗制度所适用的企业在原有的基础上增加两类企业：工厂、矿场及交通事业的基本建设单位以及国营建筑公司。可见，与建立初期相比，随着制度实施进程的不断深入，劳动保险制度的惠民范围呈现出一种逐步扩大的趋势。其二，适当提高了医疗保险待遇。对于工人和职员因医疗所产生的贵重药费予以酌情补助。虽然这体现出我国医疗保障制度建立过程中保障力度不断加强的倾向，但明显可以看出，对于贵重药费的酌情补助，立法者仍保持"谨慎"的态度，因为该条例修正案规定，只有在本人经济确有困难的前提下，医疗保险才予以酌情补助。可见，本次劳动保险制度的修改，主要是扩大制度的受众群体，待遇标准提高幅度较小，改革步伐显得较为缓慢和保守。正所谓，不患寡而患不均；在经济实力未达到一定层次之前，先保证制度的覆盖范围，使受惠公民群体尽可能扩大，十分重要。因此，我们认为，将扩大受众群体的任务置于提高保障水平之前，是一种更为公平和有效的改革路径。

3. 劳保医疗制度的评价

（1）积极性。劳保医疗制度是新中国医疗制度的开篇之作，其建立具有开创性的意义，对我国的整个医疗保障制度体系产生了巨大的影响。对此，学者郑尚元予以高度评价，认为劳动保险制度具有高度的严谨性、逻辑性、可操作性[4]。但除了其在制度上的积极性，我们更应该看到的是，劳保医疗制度产生于处在襁褓之中的新中国，在那个物资极度匮乏的阶段，党和国家仍然重视人民群众的医疗保障问题，这是十分不容易的；更重要的是，在当时那个"一穷二白"的年代，劳保医疗制度的出现成功解决了一大部分人的医疗保障问题，为我国的医疗保障制度开了个好头，也为后继者的进一步改革和完善积累了十分珍贵的经验。据学者统计，1956 年，全国范围内按照《劳动保险条例》参加劳动保险制度的职工人数达到了 1 600 万，参与签订集体保险合同的职工有 700 万人[5]；一直到 1978 年，全国 9 499 万城镇职工中的 8 885 万人能够享有劳保医疗待遇，参保比例约为 93.54%，再加上享受半费待遇的部分城镇职工家属，劳动保险制度的覆盖人群大约为 1 亿人[6]。可见，劳保医疗产生了巨大的制度功效，大大提高了职工群体的疾病防治能力，为我国社会的健康发展发挥了巨大的作用。概言之，劳动保险制度是我国医疗保险制度从无到有、从零到一的开创性尝试，将其称为"奠基者"也未尝不可。

（2）局限性。虽然劳保医疗制度具有巨大的积极意义，但是仍存在一些局限性，主要如下：其一，适用对象不够广泛。其适用范围仅限于条例所规定的企业工人与职员及其供养的直系亲属，但当时的中国社会有大量人口属于非职工人员。据国家统计局公布的数据，1978 年我国共有人口 9.6 亿，但城镇职工仅有 9 499 万人，也即劳保医疗制度的覆盖率大约只有 10%。① 在疾病面前，无论身份、不论贫富，人人生而平等，不会有任何差异。换言之，全社会所有公民都需要具备对抗

---

① 数据来源：国家统计局官网 https：//data. stats. gov. cn/easyquery. htm？cn ＝ C01，最后访问日期：2021 年 7 月 5 日。

疾病的能力，这样的能力可以通过锻炼身体提高自身免疫力获得，在患病之后，则应当从充足的医疗保障待遇中获得。因此，劳保医疗制度将适用范围限缩于小范围之内的做法，实际上导致了相当一部分人群裸露在"有病不能治疗"的风险之中，进而引起巨大的制度不公平。其二，保险费用来源的单一性致使企业责任过重。《劳动保险条例》第 7 条规定，劳保医疗制度所需实施费用都由企业承担。而且，"文革"发生之后的一段时间里，由于劳保医疗社会统筹基金的提取名存实亡，劳动保险制度越来越趋向由"单位自保"[5]。这一缺陷一方面使得劳保医疗制度的实施在财力保障上稍显薄弱，从而使制度的可持续性大打折扣；另一方面费用由企业全部负责的要求，也给企业自身带来了巨大的成本负担。当然，与此相对应的就是，国家责任几乎缺位。

（二）公费医疗制度的形成与评价

紧接着劳动保险制度的建立，我国又着手推动另一项医疗保障制度——公费医疗制度的建立和实施。该制度的建立以 1952 年 6 月 27 日政务院发布《关于全国各级人民政府、党派、团体及所属事业单位的国家工作人员实行公费医疗预防的指示》（以下简称《公费医疗指示》）为标志。从文件名称即可看出，公费医疗制度是一项专门为国家公职人员以及相关人员提供医疗保障待遇的制度。《公费医疗指示》出台之后，政务院和卫生部又分别于 1952 年 8 月 30 日和 1953 年 1 月 23 日发布了《国家工作人员公费医疗预防实施办法》（以下简称《公费医疗办法》）以及《关于公费医疗的几项规定》，对公费医疗制度进行了具体规定。其中，《公费医疗办法》是关于公费医疗制度建立和运行的主要文件。

1. 公费医疗制度的形成

1952 年《公费医疗办法》共有条文 13 条，其主要包括以下几个方面的内容：①适用对象。公费医疗制度的适用对象主要是国家机关、事业单位的工作人员以及受长期抚恤的在乡革命残废军人和住荣军院、校的革命残废军人。②具体实施公费医疗制度的机构。各级人民政府（专署以下除外），均须组织公费医疗预防实施管理委员会，负责公费医疗制度的具体实施工作，主要包括人数核定、预决算的提出和审查、督导等方面的任务。① ③资金来源及使用。公费医疗预防所需经费经各级人民政府列入财政预算，并由其本级政府卫生行政机关掌握使用。② ④待遇支付。被保障对象所产生的门诊、住院所需的诊疗费、手术费、住院费、门诊或住院中经医师处方的药费皆由公费医疗制度的经费承担，但住院的膳费、就医路费由病者本人负担。如果存在实际困难，得由机关给予补助，并以行政经费的形

---

① 参见《国家工作人员公费医疗预防实施办法》第 3 条。
② 参见《国家工作人员公费医疗预防实施办法》第 8 条。

式予以报销。也就是说，享受公费医疗的患者几乎实现了"免费医疗"。① ⑤费用分配。公费医疗预防费用主要用于两个方面——"门诊医药器材、健康检查"与"住院医疗之医药器材及修理器材"，二者按照三比七的比例分配。② 即，将百分之三十的公费用于"门诊医药器材、健康检查"，其余部分则承担"住院医疗之医药器材及修理器材"的开支。可见，虽然其政策重心主要在于疾病治疗，但对疾病预防亦未忽视。此后，经过一系列文件的出台，"公费医疗制度"进一步改革和完善。

1953 年 1 月 23 日，《卫生部关于公费医疗的几项规定》下发③，其主要内容是：①扩张制度保障对象范围，在原有基础上将乡干部及大学及专科学生纳入公费医疗制度的适用范围；②将位于地方的中央直属机关实施公费医疗制度时所需资金的支付责任转移至地方卫生部门；③催促尚未实行公费医疗的地区尽快展开施行工作。

1962 年 8 月，《卫生部关于严格控制病人转地治疗的通知》下发④，该文件提到，在国家经费困难的情况下，各地要严格控制病人转地治疗。1964 年，国务院批转国家卫生部和财政部文件，对公费医疗人员赴外地就医的交通费用的报销事项进行明确——经批准到外地就医，路费可参照差旅费的规定报销，否则不予报销[7]6。前述国务院及卫生部文件出台的背景是，京外许多患有慢性病的干部，在诊断已经明确的情形下，仍然络绎不绝地前往北京寻求治疗，这不但没有必要，而且挤占了北京本地的医疗资源。因此，该文件的目的在于要求各地要严格审查公费医疗人员"转地治疗"的必要性。

1965 年，《卫生部、财政部关于改进公费医疗管理问题的通知》下发，该通知规定，因治疗而产生的门诊挂号费和出诊费，改由享受公费医疗待遇的个人自行缴纳，不得在公费医疗经费中报销。⑤ 这表明，实施多年的公费医疗制度开始出现"减负"的迹象，尽量降低费用支出，扩大个人责任。

此后，公费医疗再次"减负"。国家卫生部和财政部分别于 1974 年和 1977 年联合制定了公费医疗自费药品的试行规定以及公费医疗自费药品的范围。前述做法实际上是通过反面列举的形式，划定自费与公费所针对的具体药品。通过这两次调整，公费医疗制度在费用报销范围上具备了更明确的界限。

---

① 参见 1952 年《政务院关于全国各级人民政府、党派、团体及所属事业单位的国家工作人员实行公费医疗预防的指示》。

② 参见《国家工作人员公费医疗预防实施办法》第 10 条。

③ 参见《卫生部关于公费医疗的几项规定》（〔53〕卫医字第 93 号）。

④ 参见《卫生部关于严格控制病人转地治疗的通知》（〔62〕卫保崔字第 108 号）。

⑤ 参见《卫生部、财政部关于改进公费医疗管理问题的通知》（〔65〕卫计张字第 809 号，〔65〕财文杜字第 509 号）。

公费医疗制度在建立之初，对患者治疗费用几乎实现了"全额免费"，甚至还包括转地治疗的交通费用，而且是以政府预算的形式筹资，与国外的"医疗福利"理念并无差异。然而，保障如此全面，该制度必然需要巨大的经费支出。因此，从建立开始，就决定了公费医疗的前述运行模式必将难以为继。因此，虽然经过多次减负，但20世纪70年代末期之后，该制度的弊端仍然日益凸显。鉴于此，国家开始将公费医疗经费独立进行单列[8]，至此，公费医疗制度基本形成。

2. 对公费医疗制度的评价

（1）积极性。公费医疗制度的形成，是继劳保医疗制度之后，我国医疗保障制度体系又一重大举措。劳保医疗制度主要解决了国企工人以及职员的医疗保障问题，而公费医疗制度则进一步解决了国家机关、事业单位等公职人员疾病就医时的医疗保障问题。无论如何，这意味着当时的社会中有更多的公民获得了就医保障，极大地促进了我国医疗保障事业的进步与发展。

（2）缺陷性。在特定的历史背景以及国情之下，公费医疗制度的历史功绩不可否认，但同时我们更应认识到公费医疗制度同样具有不可忽视的缺陷。

其一，保险与福利的界限未清。公费医疗制度事实上应当归属到社会福利的范畴，具有"按需分配"的特性[9]。而我国社会长期将其当作医疗保险制度来使用，这导致无限提高待遇水平和救助不到位的现象同时产生，不仅产生了医疗资源的分配不公，而且给国家的医疗资源造成了巨大的浪费。

其二，筹资机制单一导致道德风险。公费医疗制度的费用完全由国家财政提供支持，个人不参与资金筹集。正是因为个体不参与资金筹集，就形成了"医疗免费且无限供给"的观念，这就引发了被保障对象医疗费用的普遍超额支出[10]，从而加剧了医疗资源的浪费。

其三，公费医疗制度未能解决劳保医疗制度所造成的实质不平等。不管是公费医疗制度还是劳保医疗制度，都只适用于一部分人，它们在本质上都没有摆脱我国社会医疗制度的不平等性。而且两种制度的共同点都在于忽略了农民这一群体，这一缺憾也为农民自主建立合作医疗制度留下了历史缘由。

其四，公费医疗制度的资金管理模式不合理。公费医疗制度所需经费主要由各级人民政府以财政预算的形式进行筹集，而政府的财政预算收入又主要来源于税收，由全体公民供给，但该制度惠及的群体仅限于国家机关等特定群体，违背了"取之于民，用之于民"的政治伦理价值。此外，公费医疗制度的资金由各级卫生行政机关掌握使用，这可能导致行政费用与医疗费用混用的风险。不管是"医疗保障"还是"医疗福利"，专款专用乃是制度能够可持续发展的重要前提。

（三）农村合作医疗制度的初探与影响

劳保医疗制度与公费医疗制度的建立为企业工人与职员以及国家机关、事业单位人员的疾病就医提供了保障，而农民作为国民主体，其医疗保障问题却仍然没有得到关注和解决[11]。中国作为农业大国，农民在社会阶级结构中占据了巨大的比例，因此，农民的医疗保障问题能否得以解决是关乎国计民生的大事。故而，探索出一套行之有效的制度为农民群众提供医疗保障，成为中华人民共和国成立初期的一项重要任务。与此同时，由于处在计划经济时期，农民群体尽数被组织在合作社、人民公社等形式的团体之中，在此时代背景之下，农民群众摸索出了一项极具中国特色的医疗保障制度——农村合作医疗制度。

1. 农村合作医疗制度的初探

我国农村正式出现具有互助性质的合作医疗制度，是在 1955 年农业合作化高潮阶段[12]。是年，山西省高平县米山乡的农民以农业生产合作社为依托举办了我国第一个医疗保健站。合作医疗创制之初，其将参保对象确定为合作社社员，以此作为参保主体识别机制[13]；合作社社员自愿参保所缴纳的费用以及合作社的公益金补助构成了保健站的主要资金来源；在医疗保障待遇方面，主要包括免费享受医疗预防服务，就医患者免收挂号费和门诊费，只需支付医药费即可。医疗保健站最主要的特点是"依靠集体、自愿互助、少缴或者不缴费用"。这些做法也被称作"合医合防不合药"，成为我国集体医疗保障制度的雏形[14]。

这种具有合作性质的医疗保障互助制度对于解决农民的医疗保障问题具有开创性的意义，引起了党中央的高度关注。1955 年 11 月，国家卫生部在实地调查之后向中央提交了报告，对这一创举高度赞扬。① 这大大推动了合作医疗制度的推广和实施[15]。1960 年，中共中央肯定了"合作医疗"这一医疗制度，并在文件中第一次正式使用"合作医疗"一词，要求全国推广执行。这再一次推动了农村合作医疗制度的进一步发展[12]。

但好景不长，在"大跃进"运动的影响下，浮夸风盛行。刚建立没几年的合作医疗制度也未能幸免于难。在"共产风"的猛烈扫荡之下，许多地方开始实行"看病不要钱"，直接导致当地合作医疗制度失去了大量的资金来源，许多财力薄弱的医疗站直接停办。据统计，到 1964 年，全国农村只有不到 30% 的农村社区勉强维持合作医疗[14]。

农村合作医疗遭遇的曲折引起了党中央的高度重视，毛泽东主席于 1965 年发表了"六·二六"指示，要求把医疗卫生的重点放到农村去；1968 年又批示了湖北长阳合作医疗经验，称赞"合作医疗好"。此后，《红旗》《人民日报》等官方媒体通过刊登与合作医疗制度有关文章的方式掀起了实施合作医疗制度的大讨论。在大讨论的推动之下，各地热情高涨，农村合作医疗制度得以迅速推广施行。此

---

① 由国家卫生部牵头组成的联合调查组在向中央起草的报告结论中认为这一创举"为农村的预防保健工作建立了可靠的社会主义的组织基础"。

后，全国上下动用政治力量强力推进合作医疗制度迅速普及。从 1968—1976 年，全国实行合作医疗制度的行政村（生产大队）数量迅速增长，其比重由最初的 20% 攀升至 90%，全国 85% 的农村人口得以享受到由合作医疗作保障的医疗保健服务[16]。

2. 对我国医疗制度的影响

一方面，农村合作医疗制度的推广施行为我国农村医疗制度的改革和发展提供了坚实的基础，虽然只能为农民群众提供廉价的医疗保障服务，但对农村的医疗卫生、疾病预防等方面的发展起到了巨大的作用，大大提升了我国的医疗保障水平。影响如此巨大的中国农村合作医疗制度获得了国际社会的高度评价，甚至被世界卫生组织誉为发展中国家解决卫生经费的唯一典范，享有"卫生革命"的美誉[17]。

另一方面，中华人民共和国成立初期，农村合作医疗制度虽然发展状态良好[18]，但在"人民公社化"运动与"文化大革命"的影响之下，农村合作医疗制度的发展经历了不少波折，甚至进行了"冒进式"的发展，不仅违反了经济发展规律，而且严重抑制了农民生产的积极性。这也导致了在 20 世纪 70 年代，出现了多地合作医疗制度的实施难以为继的局面。

不管如何，中华人民共和国成立初期，在企业职工和国家机关、事业单位公职人员均被纳入医疗保障制度覆盖范围的前提下，农村合作医疗制度在一定程度上使农民群体获得了医疗保障机会，从形式上使我国当时的医疗保障体系得以完善。该制度在建立和推广的过程中出现的一系列困难与当时的社会背景有密切关系，其本身在制度逻辑上的缺陷并不明显（见表 1）。

表 1 中华人民共和国成立初期形成的三种医疗制度对比

制度类型	适用对象	所享受待遇	资金筹集模式
劳保医疗制度	工人职员及其供养的直系亲属	较高标准的医保待遇：治疗费、住院费及普通药费（直系亲属减半）	完全由企业承担
公费医疗制度	国家机关、事业单位人员、残疾军人、大学生	几乎全额免费：免收门诊、住院所需的诊疗费、手术费、住院费、门诊或住院中经医师处方的药费	财政资金拨付
传统农村合作医疗制度	合作社农民	低质量的医疗保障及预防服务：免收挂号费和门诊费	个人缴纳+合作社补助

（四）中华人民共和国成立初期医疗保障制度的总体评价

总体而言，在中华人民共和国成立初期我们能够以最短的时间迅速建立起比较完备的医疗保障体系，这一成就在我国历史上是绝无仅有的。但通过对表 1 所列事项的对比，我们可以看到，中华人民共和国成立初期所形成的医疗保障体系有以下几点不足：①公平性不足。首先，在所享受的医疗待遇方面，公费医疗、劳保医疗以及农村合作医疗所能提供的待遇依次呈递减趋势，且差别巨大。其次，资金筹集模式方面，在劳保医疗和公费医疗制度中，被保障对象都无须承担资金缴纳费用，而在农村合作医疗中，个人需要缴纳一定的费用。②没有合理的筹资机制。从表1中可以看出，劳保医疗和公费医疗两种制度的资金来源比较单一，这种筹资模式的好处在于资金筹集的速度很快，缺点是导致筹资对象负担过重，而职工无须负担医疗费用则导致其缺乏自我保障意识。③严重违反了市场竞争规律。尤其对于劳保医疗制度而言，企业特别是国有企业承受着大量的社保负担，导致其在市场竞争中"负重前行"，难以发挥出自身全部优势。④资金管理模式极不合理。资金是社会保障事业能够得以持续的根本，对其管理必须坚持"专款专用"原则，务必保持慎重；否则，不但会使社会保障制度本身受到侵蚀，严重降低其可持续性，还可能滋生腐败现象。

二、改革开放后医疗保障制度的不断发展

十一届三中全会之后，经历了"文革"的新中国开始进入了改革开放的正轨。在这一时期，家庭联产承包责任制在农村兴起并在大范围内得到实施，这直接对中华人民共和国成立以来形成的"政社合一"的人民公社体制产生了冲击而导致其迅速瓦解。同时，市场经济体制的推行给整个国家的政治、经济体系带来了极大的改变。在此背景之下，我国的医疗保险制度也随着进入了改革的新阶段。

（一）农村合作医疗制度"涅槃重生"

1. 合作医疗的几尽崩溃

1978年3月，新修订的宪法规定了公民的"获得物质帮助权"①。"获得物质帮助权"是一项积极人权，与消极人权不同，该权利需要国家和政府积极履行相关责任才能获得满足。其中一点就是国家应当积极兴办社会医疗保障事业，以保障公民在患病时能够获得及时有效的治疗。

为了落实宪法精神，1979年卫生部发布了《农村合作医疗章程（试行草案）》。该章程全文共计22条，从合作医疗的定位、实施机构、管理方式、基金筹集和支出、赤脚医生的管理等多个方面对合作医疗制度进行了细化规定，以此作为制度运行规范，满足农民的医疗保障需求。该章程第1条规定，农村合作医疗是人民公社社员依靠集体力量，在自愿互助的基础上建立起来的一种社会主义性

---

① 即劳动者在年老、生病或丧失劳动能力的时候，有获得物质帮助的权利，国家逐步发展社会保险、社会福利、公费医疗和合作医疗等事业，以保证劳动者享受这种权利。

质的医疗制度,是社员群众的集体福利事业。① 不难看出,这一条款仍然是将农村合作医疗制度的基础置于集体经济之上。这一文件试图进一步规范和完善农村合作医疗制度,以促进农民医疗保障服务质量的提高。事实上,《农村合作医疗章程(试行草案)》对农村合作医疗制度的发展也是具有重要意义的。

但与此同时,趁整风之际,曾多次遭受批评的承包制在四川和安徽两地再次兴起,由于符合广大农民的实际需要,农村承包责任制再也没有"中道崩殂"而在全国迅速铺开。家庭联产承包责任制意味着农民从"集体劳动"走向"单干",这对原有的人民公社体制造成了致命冲击,进而加速了人民公社的解体,依托于此的集体经济也迅速瓦解。集体经济的瓦解使得原有的农村合作医疗制度所需要的经费难以得到保障,其实施也就失去了根本依托,这导致的直接结果就是农村合作医疗逐渐走向了衰落。据统计,到了 1985 年,实施合作医疗的行政村从原来的 95% 骤降至 5%,在 1989 年进一步下降至 4.8%[19];基层卫生组织以及医务工作人员大幅减少,到 1989 年时,乡村医生数量从 1985 年的 89 万人降至 9 万人[20]。解决广大农民群体的医疗保障问题再一次凸显其急迫性。

2. 农村合作医疗制度的破而后立

到了 20 世纪 90 年代,我国的改革开放事业已经取得了重大进展,人民的生活水平得到了极大提高。同时更加普遍的现象是,医疗服务市场化后,就医的费用逐渐提高,农民就医时需要自费的比例高达 87.44%。由于农村合作医疗制度的衰退,农民不但面临着"医无所保"的窘境,更不断遭遇"因病致贫""因病返贫"的困境。这与社会主义的共同富裕本质是严重背离的,也不符合党和政府所提倡的让广大人民群众共享改革成果的精神。因此,国家和政府仍然迫切希望能够重建合作医疗制度[7]152,以帮助广大农民群体解决"看病难"的问题。

于是,1993 年,中共中央发布《关于建立社会主义市场经济体制若干问题的决定》,该文件明确提出要"发展和完善农村合作医疗制度"。合作医疗制度是一项自下而上形成的制度,从成立之初就获得国家层面的高度赞许。前述中共中央的文件再一次表明,合作医疗制度具有巨大的存在意义。于是,同样在 1993 年国务院政策研究室又完成了《加快农村合作医疗保健制度改革和建设》的研究报告,提出恢复与重建农村合作医疗制度的建议[22]。前述两个文件对农村合作医疗制度的"破而后立"产生了重要影响。

到 1996 年,在党中央和国务院的共同推动之下,全国共有 19 个省、市、自治区同时开展合作医疗制度的试点工作,合作医疗制度呈现出良好的发展态势。

1997 年 1 月,中共中央、国务院又颁布《关于卫生改革与发展的决定》(以下

---

① 参见《农村合作医疗章程(试行草案)》第 1 条。

简称《决定》），《决定》对农村合作医疗制度仍然格外关注，这体现在用语上，诸如"积极稳妥地发展和完善合作医疗制度"。《决定》认为合作医疗制度具有十分明显的意义，对于保证农民获得基本医疗服务、落实预防保健任务、防止因病致贫具有重要作用。《决定》要求，合作医疗制度的举办，要在政府的组织和领导下，坚持民办公助和自愿参加的原则；资金筹集方面，个人、集体及政府都负有一定的责任，且以个人投入为主，集体扶持，政府适当支持。

与1979年卫生部发布的《农村合作医疗章程（试行草案）》不同，《决定》开始强调国家和集体在合作医疗制度中的责任。此后，同年3月，为贯彻实施上述决定，卫生部、国家计划委员会、财政部等五个部门联合出台了《关于发展和完善农村合作医疗的若干意见》，该文件提出以下4条意见：①农村合作医疗制度是适合我国国情的农民医疗保障制度。这一表述仍然体现出国家对兴办农村合作医疗制度态度之坚定，也说明该制度确实具有顽强生命力。②坚持民办公助、自愿量力、因地制宜。"民办""自愿"实际上说明当时的农村合作医疗制度主要依靠农民的自主性，没有任何强制性；"因地制宜"则表明国家的一种放权态度，这也决定了此时农村合作医疗制度的统筹共济性不可能太高。③注重科学管理，实行民主监督，使农民真正受益。自主自愿及因地制宜的兴办特点决定了农村合作医疗制度的监督体制只能依靠参保人员的"私力监督"。④加强领导，积极稳妥地推动农村合作医疗的健康发展。5月，国务院对上述意见进行了批转下发，这意味着农村合作医疗制度无论是在适用范围、筹资机制还是实施方式等方面都正式进入了迅速完善阶段。

此后相当长的一段时间里，我国农村合作医疗制度均处于一种较为平稳的推进状态。一直到2003年1月，卫生部下发《关于建立新型农村合作医疗制度的意见》（以下简称《新农合意见》），明确了"到2010年，实现在全国建立基本覆盖农村居民的新型农村合作医疗制度"的发展目标。针对传统农村合作医疗制度的不足，《新农合意见》主要提出了以下安排：①在资金筹集方面，要求自愿参加，多方筹资。即农民以家庭为单位自愿参加新型农村合作医疗并缴纳足额费用，乡、村集体应当给予资金扶持，中央和地方财政每年安排专项资金进行支持。②为确保基金的安全和完整，由农村合作医疗管理委员会及其经办机构对农村合作医疗保险基金进行管理，并加强基金的监管。③为提高医疗卫生服务能力和水平，各地要完善并落实各种诊疗规范和管理制度，保证服务质量，提高服务效率，控制医疗费用。兴办合作医疗制度的最终目的就是要使参保人员能够获得高质量的医疗服务，以抵抗疾病的侵袭。

经历了前期一系列的改革、试点工作，农村合作医疗完成了这一历史性的飞跃，成为解决亿万农民医疗保障的重要基石——新型农村合作医疗制度（以下简称新农合医疗制度）。此后新农合医疗制度在又经历了 2003—2004 年的试点起步阶段、2005—2006 年的试点加速阶段，到了 2007 年，开始向全国全面推进，直到 2008 年，新农合医疗制度已经实现全国 100% 覆盖。在资金投入方面，从 2003 年的每人每年 30 元增长到 2005 年的 50 元，2008 年之后更是达到每人每年 100 元（见表 2）。

表 2 新型农村合作医疗发展阶段[7]197-198

2003 年 1 月	卫生部公布《关于建立新型农村合作医疗制度的意见》，正式提出建立新农合医疗制度
2003—2004 年	试点起步阶段：农民个人每年出资不低于 10 元，中央财政每年资助不低于 10 元，地方政府资助 10 元，合计 30 元
2005 年 6 月	在《关于建立新型农村合作医疗制度的意见》的推动之下，全国已有超过五分之一（21.7%）的县（市、区）开展了新农合医疗制度试点，具体数量为 641 个。每个地（市）至少有一个试点县。试点地区覆盖 2.25 亿农民，其中农民参加合作医疗的比率为 72.6%。 筹资标准：农民个人每年出资不低于 10 元，中央财政每年资助不低于 20 元，地方政府资助 20 元，合计 50 元
2006 年	全国 51% 的县（市、区）实施了新农合医疗制度，参合农民 4.1 亿人，受益面逐步扩大，补偿农民 4.2 亿人次，补偿金额逐年增长，累计补偿 242 亿元
2007—2008 年	全面推进阶段：中央提出了新农合医疗制度覆盖全国 80% 以上县（市、区）的要求
2008 年 6 月	全面覆盖阶段：新农合医疗制度已经在全国 31 个省、自治区、直辖市应开展的县（市、区）实现 100% 覆盖。 农民个人每年出资不低于 20 元，中央财政每年资助不低于 40 元，地方政府资助 40 元，合计 100 元

（二）城镇职工医疗制度的脱胎换骨

1. 劳保医疗和公费医疗的改革

从 20 世纪 50 年代一直到 70 年代末期，从中华人民共和国成立初期到改革开放初期，我国建立起了与计划经济国情相适应的医疗保障制度。其中，公费医疗制度与劳保医疗制度是该时期我国为城镇职工提供的医疗保障主体制度。但由于制度本身存在较多缺陷，因此在改革开放之前就已经出现了诸多弊病，如医疗费用增长过快、财政和企业负担过重、医疗待遇不公等问题。改革开放之后，国家开始从不同方面着手解决公费医疗和劳保医疗两种制度在运行中存在的弊端。根据改革切入点的不同，将其分为三个阶段：第一阶段是 1978—1985 年，第二阶段是 1985—1992 年，第三阶段是 1992—1998 年[23]。

（1）第一阶段：限制患方不合理需求。据统计，1978—1997 年，我国职工医疗费用增长十分迅速，每年保持 19% 的递增速度，而同期我国 GDP 和财政收入增速仅为 9% 和 11%[6]22，增速严重不匹配。增长过快的医疗费用给医疗制度的运行带来了巨大障碍，因此抑制职工医疗费用的过快增长成为一项迫切任务。而医疗费用过快增长的原因主要有两个：一是知青返城，城镇就业人数迅速增长，这就导致需要享受公费医疗以及劳保医疗的人数快速增加；二是由于免费医疗，患者无须缴纳费用，所以缺乏费用节约意识，从而在行为上表现为医疗费用需求的扩大。针对上述问题，试图降低制度适用群体数量的方法显然不具有可行性，因为其不但不符合医疗保障制度发展的逻辑（即制度刚性，只能扩大不能缩小），而且在实施过程中必然会产生巨大阻力。因此，国家开始尝试引入自付模式，即医疗费用不再完全免费，需要患方自行负担一定比例，这也叫作"挂钩"①。这一模式的引入对医疗费用的增长起到了一定程度的抑制作用，这一结论从后来劳保医疗和公费医疗普遍沿用自付模式的做法中可以得到佐证。

（2）第二阶段：限制医方不合理开支。医疗费用的过快增长，还与医方的过度开支有关。因此，在第二阶段（1985—1992 年），国家将医疗费用控制工作的重心转移到对医方的约束上来。卫生部于 1989 年出台了《公费医疗管理办法》，其中明确要求公费医疗要秉持"克服浪费"原则、"合理用药、检查、收费"②；此后，财政部于 1992 年又出台了《关于加强公费医疗管理严格控制公费医疗经费过快增长的通知》，要求各地严格控制公费医疗经费的过快增长。为此，该通知采取了以下几种措施：一是将公费医疗经费划归医疗单位管理，节支留用，超支分担，同时合理确定公费医疗经费定额，以减少医疗单位管理公费的难度；二是实施必要的奖惩措施，奖励管理效果好的，制约效果差的③；三是制定公费用药报销目录，控制用药报销范围[6]22。这些措施的实施，实际上是将全然割裂的职工医疗制度逐渐收拢，增加其社会性和共济性，使制度的运行更加顺畅。

（3）第三阶段：针对制度本身的改革与试点。为了解决职工医疗经费增长过快的问题，国家分别以医患双方作为切入点采取了一系列措施，虽然取得了一定的效果，但实际上并未从根本上解决公费医疗和劳保医疗制度本身存在的问题，改革的步伐依然十分沉重，任重而道远。1994 年 4 月，国家体改委、财政部、劳

---

① 参见卫生部、财政部《关于进一步加强公费医疗管理的通知》（〔84〕卫计字第 85 号），该文件提到：可以考虑将医疗费用与享受单位、医疗单位或个人适当挂钩。

② 参见卫生部《公费医疗管理办法》（1989 年）。

③ 参见财政部《关于加强公费医疗管理严格控制公费医疗经费过快增长的通知》（〔92〕财文字第 10 号）。

动部、卫生部联合印发《关于职工医疗制度改革的试点意见》，提出了"建立社会统筹医疗基金与个人医疗账户相结合的社会保险制度，并使之逐步覆盖城镇所有劳动者"的目标，此即所谓的"统账结合"。同年11月，在国务院批准下，职工医疗保险制度开始在江苏省镇江市、江西省九江市两地展开试点①，这又被称作"两江试点"。历史给予了"两江试点"很高的评价，高度赞扬其为"全民医保体系的种子"[24]"两江精神"[25]，认为其拉开了医疗与医保共同发展的序幕[26]。

事实也正是如此。"两江试点"的确为我国职工医疗保障制度改革找出了一条全新的道路，即职工医疗保险费由用人单位和职工双方共同负担，个人所缴费用以及单位缴纳费用的一半纳入个人账户，用于个人医疗费用的支付，而单位所缴费用的另一半则纳入社会统筹账户，用于社会医疗统筹支付。该模式一直延续至今，足以说明其生命力之顽强。

2. 城镇职工医疗保险制度的建立

有了"两江试点"的成功经验，国务院于1998年12月颁布《关于建立城镇职工基本医疗保险制度的决定》，又称"44号文件"。"44号文件"明确提到，建立城镇职工基本医疗保险制度是我国医疗保险制度改革的主要任务②。关于建立城镇职工医保制度，该文件内容有以下要点：

（1）覆盖范围。包括国家机关、企事业单位、社会团体以及非企业单位在内的所有城镇用人单位的职工都要参与职工医疗保险。也就是说，具有公共性质的用人单位，必须参加职工医疗保险；而对于乡镇企业及其职工、城镇个体经济组织业主及其从业人员是否参加保险，国务院并未予以统一规定，而是将这一决定权赋予了各省、自治区、直辖市人民政府。由此可见，与前一阶段的分别运行不同，"公费医疗制度"和"劳动保险制度"被"城镇职工基本医疗保险"同时吸收，参保人员不再分为公职人员与企业职员，全部归为"企业职工"，统一适用一套医疗保障体系。

（2）统筹管理。基本医疗保险基金的统一筹集、使用和管理，原则上以地级以上行政区为统筹单位，直辖市在全市范围内统筹，例外情况下也可以以县为单位统筹。与之前的医疗保障制度相比，统筹管理方式也有重大变化，虽然仍然呈现"群雄割据"的混乱局面，但统筹级别已有明显改善——不再实行单位自行统筹，而是以行政区划统筹的方式进行管理。

（3）费用缴纳。医疗保险费用由用人单位和职工共同缴纳，用人单位承担的费用控制在职工工资总额的6%左右，职工承担其工资收入2%左右的保险费用，

---

① 参见国务院《关于江苏省镇江市、江西省九江市职工医疗保障制度改革试点方案的批复》（国函〔1994〕116号）。

② 参见国务院《关于建立城镇职工基本医疗保险制度的决定》（国发〔1998〕44号）。

并且双方缴费费率随经济发展可作相应调整。医保费用由职工和企业共同负担，既减轻了企业负担，使企业能够保留更多资金用于自身发展，也极大拓宽了医保基金的筹资渠道。

（4）医保账户。建立基本医疗保险统筹基金和个人账户，职工个人所缴费用的全部以及单位所缴费用的30%划入个人账户，单位所缴其余费用（70%左右）划入统筹账户。此即"统账结合"模式，其要义在于"统筹基金和个人账户各自划定支付范围，分别核算，不得互相挤占"。起付标准以下的医疗费用由个人账户支付，起付标准以上、支付限额以下的费用主要由统筹账户支付，但个人账户也需承担一部分。具体支付标准和支付比例交由各地自行确定。

（5）支付方式。统筹账户与个人账户分开划定支付范围，分别核算；统筹账户的起付标准的最高支付限额一般为当地职工平均工资的10%和4倍左右；在起付标准以内的费用由参保人员个人自行负担①，起付标准以上、最高支付限额以下的医疗费用则由统筹账户和个人账户按照一定比例分担，这就是比例共付制。这种管理模式的目的主要是在医疗交易过程中形成有效的"医患约束机制"，改变职工"看病不花自己钱"的心理，最终达到抑制医疗费用不合理增长的目标。但该模式也会导致医保基金的共济性被削弱的弊端。

3. 职工医疗制度的重要意义

城镇职工医疗保险制度的建立在我国医疗制度史上具有里程碑式的意义，意味着我国医疗制度改革取得了标志性的突破[27]。它使我国医疗保障制度的发展进入了腾飞阶段：①1998年之后，由于职工医疗保险制度适用企业范围大幅度拓宽，我国城镇职工医疗保险参保人数迅速提升，从1999年的2 065.3万人②一路上涨到2007年的18 020万人③，增长了7.7倍；医保基金积累水平不断提高，1999全年医保基金累积8亿元，到2007年上升至695亿元，截至当年，基金总积累高达2 477亿元[28]。不到10年的时间里，医保基金累积额度翻了30余倍。②另外，城镇职工医疗保险制度的建立实际上标志着公费医疗和劳保医疗制度的告终。将这两种医疗保障待遇有差别的制度统筹于一个职工医疗保障制度之中，不但可以提高医保

---

① 起付标准以下的医疗费用，从个人账户中支付或由个人自付。

② 数据来源：人力资源和社会保障部《一九九九年度劳动和社会保障事业发展统计公报》，http://www.mohrss.gov.cn/SYrlzyhshbzb/zwgk/szrs/tjgb/200602/t20060207_69892.html，最后访问日期：2021年7月10日。当时参加职工医保的人数主要由以下几个部分组成：（1）参加基本医疗保险制度的在职职工和退休人员，分别为469.8万人和124.1万人；（2）参加职工大病医疗费用和离退休人员医疗费用社会统筹的人数为1 471万人。

③ 数据来源：人力资源和社会保障部《2007年度劳动和社会保障事业发展统计公报》，http://www.mohrss.gov.cn/SYrlzyhshbzb/zwgk/szrs/tjgb/201710/W020171031593144299142.pdf，最后访问日期：2021年7月10日。

制度的社会性和共济性，而且可以消除二者医疗保障待遇的差距，大大促进医疗服务的"横向公平"[29]，进而提升了我国医疗保障甚至社会保障制度的公平性。

（三）城镇居民医疗保险制度推行

城镇职工医疗保险制度的建立和发展，在很大程度上解决了职工的医疗保障问题，但城镇人口不仅有职工，更有大量的非从业居民群体。而且，得益于改革开放，我国城镇化水平飞速推进，城镇非从业居民的数量也在迅速增多。但医疗保障制度的实效却未能与城镇化的速度相匹配。据统计，截至 2005 年我国共有 5.62 亿城镇人口，其中仅有 1.38 亿人参加了城镇基本医疗保险，占比仅有 25%[30]；一直到 2007 年，我国仍有大约 44.8%的城镇人口被排除在医疗保险制度之外[31]。"小病扛、大病拖、重病见阎王"是当时无数裸露在疾病风险中的城镇居民的真实写照，"看病难"依然困扰着无数的城镇居民。

为实现基本建立覆盖城乡全体居民的医疗保障体系的目标，国务院于 2007 年 7 月出台了《关于开展城镇居民基本医疗保险试点的指导意见》，该文件明确提出了城镇居民医疗保险制度进一步发展的阶段性目标，即 2007—2008 年展开并扩大试点，2009 年全国 80%的城市要展开试点，2010 年后全面铺开推广，逐步实现全面覆盖城市非从业居民的目标①。该文件提出的城镇居民医疗保险制度主要内容如下：①参保范围。主要包括城镇非从业居民、中小学阶段学生以及少年儿童等不属于城镇职工基本医疗保险制度覆盖范围的群体。②缴费和补助。以家庭缴费为主，政府给予适当补助②。鼓励有条件的用人单位为职工家属的参保费用提供补助。③费用支付。城镇居民基本医疗保险基金的重点支出项目是参保居民的住院和门诊大病医疗费用，有条件的地区可以逐步试行门诊医疗费用统筹。

2008 年 6 月，人力资源和社会保障部、财政部颁布《关于做好 2008 年城镇居民基本医疗保险试点工作的通知》，将政府补助标准从 2007 年的 40 元提高至 80 元，中西部地区补助从人均 20 元提升至 40 元③。同年 10 月，国务院发文将大学生纳入城镇居民基本医疗保险试点范围，这意味着城镇居民医疗保险的适用范围进一步扩大④。

2009 年 4 月，人力资源和社会保障部、财政部发布《关于全面开展城镇居民基本医疗保险工作的通知》，要求在全国范围内全面开展城镇居民基本医疗保险工

---

① 参见国务院 2007 年《关于开展城镇居民基本医疗保险试点的指导意见》（国发〔2007〕20 号）。

② 补助方案主要如下：中央和地方政府共同负担补助，每人每年不低于人均 40 元。其中，中央财政从 2007 年起每年通过专项转移支付，对中西部地区按人均 20 元给予补助。

③ 参见人力资源和社会保障部、财政部 2008 年《关于做好 2008 年城镇居民基本医疗保险试点工作的通知》（人社部发〔2008〕39 号）。

④ 参见国务院办公厅《关于将大学生纳入城镇居民基本医疗保险试点范围的指导意见》（国办发〔2008〕119 号）。

作。从此，我国城镇居民医疗保险制度正式向全国推广、实施①。

城镇居民医疗保险制度的建立从根本上提升了我国的医疗保障水平，真正意义上实现了制度的全面覆盖。至此，我国在制度上已经形成了以新型农村合作医疗、城镇职工以及城镇居民医疗保险制度等三大制度为主线的覆盖全民的医疗卫生体制，国家医疗体制改革工作完成了质的飞跃。

（四）其他医疗保障制度

1. 医疗救助制度

医疗救助制度的逻辑起点是公民社会权，该制度的建立是国家履行其宪法义务的重要方式[32]。我国的医疗救助制度初建时按照城乡不同分为两种体制：其一是农村医疗救助制度，专门针对农村地区而设；其二是城市医疗救助制度，主要适用于城市地区。

2002年10月，中共中央、国务院发布《关于进一步加强农村卫生工作的决定》（以下简称《农村卫生工作决定》），该文件提出针对农村贫困家庭建立医疗救助制度的举措，并要求政府提供资金支持②。次年11月，民政部、卫生部、财政部联合下发《关于实施农村医疗救助的意见》以贯彻落实《农村卫生工作决定》的精神，从"目标和原则""救助对象"以及"救助办法"等方面对建立农村医疗救助制度进行了较为详细的安排③。诸如，农村医疗救助制度要与地方经济发展状况相适应，其主要以农村五保户和贫困农民家庭为救助对象，救助形式包括给予大病医疗费用补助或者资助参加当地合作医疗。

城市医疗救助制度始建于2005年。2005年3月，国务院办公厅转发民政部等部门《关于建立城市医疗救助制度试点工作意见的通知》，该文件提出了"从2005年开始，用2年时间在各地展开试点，之后再用2~3年时间在全国建立起城市医疗救助制度"的目标④。其救助对象主要包括两类人员：一是城市最低生活保障对象中尚未参加城镇职工基本医疗保险的人员。这一类人员的特点是，经济情况困难以至于无力参加基本医疗保险。二是已经参加职工基本医疗保险但个人负担仍然较重的人员。这一类人员虽然参加了基本医疗保险，但保险待遇仍难以解决其大部分医疗费用。2009年6月，民政部等四部门联合发布《关于进一步完善城乡医疗救助制度的意见》，这一文件在多个方面提出了对已有医疗救助制度进行进一

---

① 参见人力资源和社会保障部、财政部2009年《关于全面开展城镇居民基本医疗保险工作的通知》（人社部发〔2009〕35号）。

② 参见中共中央、国务院2002年《关于进一步加强农村卫生工作的决定》（中发〔2002〕13号）。

③ 参见民政部、卫生部、财政部2003年《关于实施农村医疗救助的意见》（民发〔2003〕158号）。

④ 参见国务院办公厅2005年转发民政部等部门《关于建立城市医疗救助制度试点工作意见的通知》（国办发〔2005〕10号）。

步完善的措施①。譬如，在救助范围上，要在原有基础上逐步将其他经济困难的人员纳入救助范围；在救助服务上，要根据救助对象的医疗需求开展救助服务，坚持以住院救助为主，兼顾门诊救助。

2013 年 12 月，为了规范城乡医疗救助基金的管理和使用，提高使用效益，财政部、民政部下发了《关于印发〈城乡医疗救助基金管理办法〉的通知》，该管理办法在筹集、使用、支出、管理等几个方面对城乡医疗救助基金作出了相应的规定和安排。次年 2 月，国务院以行政法规的形式出台了《社会救助暂行办法》，该办法在第五章以专章的形式对我国的城乡医疗救助制度进行了说明，主要包括救助对象、救助方式、申请程序等几个方面。到了 2015 年，国务院办公厅转发民政部等部门《关于进一步完善医疗救助制度全面开展重特大疾病医疗救助工作意见的通知》，正式提出了推进医疗救助制度城乡统筹发展，并在当年年底之前完成合并。自此，我国建立起了覆盖城乡的统一的医疗救助制度。

医疗救助制度具有社会救助的性质。其存在逻辑是：为了拓宽医保基金的筹资机制，形成有效的"医患约束机制"，防止医疗费用过快增长，基本医疗保险制度必须要体现一定的个人责任——由个人承担一部分保险基金。然而，由于各种因素的存在，现实中并非每一个人都能为自己承担保险费用的缴纳责任，此时便需要政府积极履行对公民的照顾义务，以保障这一部分人不因经济问题而失去疾病救治的权利。

2. 大病保险制度

2012 年 8 月，在国家发展和改革委员会等六部门联合推动下，《关于开展城乡居民大病保险工作的指导意见》（以下简称《大病保险指导意见》）得以制定并出台。在此基础上，我国城乡居民大病保险制度得以逐步推广。《大病保险指导意见》明确了大病保险制度的定义，即：大病保险制度是指在基本医疗保障的基础上，对大病患者发生的高额医疗费用给予进一步保障的一项制度性安排。六部委的文件实际上将该制度视为"对基本医疗保障制度的拓展、延伸和有益补充"；指明了大病保险的制度目标在于减轻人民群众大病医疗费用负担，解决因病致贫、因病返贫问题；规定了大病保险制度建立与实施主要坚持的四大原则：以人为本，统筹安排；政府主导，专业运作；责任共担，持续发展；因地制宜，机制创新。值得称赞的是，与医疗救助制度不同，大病保险制度在建立之初就实现了"城乡一体"原则，并未分别建立城市和农村大病保险制度，这与"疾病面前人人平等"理念完全吻合。

第一，在筹资机制方面，从新农合和城镇居民医保基金中划出一部分作为大

---

① 参见民政部、财政部、卫生部、人力资源和社会保障部 2009 年《关于进一步完善城乡医疗救助制度的意见》（民发〔2009〕81 号）。

病保险的资金来源。可见，大病保险制度并无专门的筹资机制，其仍然以居民医保和新农合基金为基础。即便如此，也不代表大病保险制度没有存在的意义。其作用主要在于，将医保基金的一部分划出，专门用于大病医疗费用支出，实际上是对身患重大疾病的公民的一种支付倾斜，有助于医保制度实现实质公平。

第二，其保障对象主要为城镇居民医保、新农合的参保（合）人员。其所提供的保障待遇是在基本医疗保险的基础上，对被保障对象发生的高额医疗费用予以补偿。在承办方式上，大病保险采取向商业保险机构购买大病保险的途径来完成。2014 年 1 月国务院医改办下发《关于加快推进城乡居民大病保险工作的通知》，该通知要求各地要在年内全面推开大病保险制度的试点工作。2015 年 7 月，国务院办公厅发布《关于全面实施城乡居民大病保险的意见》，在此前已有充分试点的基础上，该意见要求在全国范围内正式全面实施城乡居民大病保险制度，并提出"大病保险覆盖全体城乡居民基本医疗保险参保人员（2015 年年底）""建立起比较完善的大病保险制度（2017 年）"两大目标。大病保险制度的建立，极大地完善了我国的医疗保障体系，对于缓解患病公民因病致贫和因病返贫的现实问题产生了重要作用。

3. 商业健康保险制度

国务院于 1998 年 12 月 14 日发布《关于建立职工医疗保险制度的决定》，这是推动我国社会保险制度发展的重要举措。同时也意味着商业保险制度迎来了发展的契机。一方面，社会保险的发展提高了公民的健康意识，从而引发了其对健康保险的多元需求；另一方面，商业健康保险实现了保费缴纳与保费支出的"权责统一"，可以发挥对社会保险的有益补充作用[33]。2000 年 12 月，国务院印发《关于完善城镇社会保障体系的试点方案》（以下简称《试点方案》），该方案提出了完善城镇社会保障体系的构想。社会保障体系的完善代表了医疗保障体系的完善。而一项完善的医疗保障体系，其必然是多层次的。因此，有学者指出，《试点方案》的构想为职工补充医疗保险留下了巨大的市场空间[34]。2002 年 5 月，财政部和劳动保障部联合下发《关于企业补充医疗保险有关问题的通知》，该通知明确了企业在购买补充医疗保险上的自主权，且允许企业将购买补充医疗保险的费用列为成本，这相当于税收优惠[35]。2003 年，由中国保险监督管理委员会起草的《健康保险管理暂行办法》（草拟）的讨论稿则对健康保险进行了正式定义①。2006 年，《关于保险业改革发展的若干意见》和《健康保险管理办法》分别于 6 月和 8 月相继出台，前者进一步明确健康保险的定位，后者则对于健康保险的发展提出

---

① 健康保险是指以被保险人的身体为保险标的使被保险人在疾病或意外事故所致伤害时发生的费用或损失获得补偿或给付的一种保险。参见周爱玲：《论商业健康保险在中国的发展》，载《河北职业技术学院学报》2004 年第 1 期，第 47 页。

了相关的规范措施[36]。一直到 2011 年，全国人大在《中华人民共和国国民经济和社会发展第十二个五年规划纲要》中提到：积极发展商业健康保险，完善补充医疗保险制度。这意味着我国的商业健康保险制度正式步入了国家发展规划层面。2014 年，国务院办公厅发布《关于加快发展商业健康保险的若干意见》，这是对"十二五"规划中"积极发展商业健康保险"的政策回应。该意见对于推动商业健康保险制度的快速发展发挥了重要作用，也是迄今为止商业保险政策中最高级别的文件。

基本医疗保险制度能够满足大部分公民的医疗保障需求，也是我国医疗保障制度的主体。城乡居民医疗救助制度和大病保险制度则顾及公民中的特殊群体，前者能够起到兜底作用，保证全体公民具无遗漏地受到基本医疗保险制度的覆盖，其针对的对象是缺乏足够经济条件的公民；后者用于保障患有重大疾病的公民也能够获得医保待遇。商业健康保险则有所不同，其主要针对的是经济条件较好，而且具有较高医疗保障需求的公民群体。

就当下而言，我国商业健康保险制度的建设已经取得了较为显著的进步，其主要表现在以下几个方面：一是保障作用日益凸显，从 2012 年至 2019 年间，商业健康保险的保费总额从 863 亿元不断增长至 7 066 亿元；二是产品形式日益多元化，发展起了覆盖疾病预防、医疗服务、生育保障、医药供给、失能护理和健康管理等多个领域的健康保险产品；三是服务能力不断提升，服务领域不断拓展。总之，商业健康保险在我国的医疗保障领域的重要作用已经有所凸显。2020 年 2 月，党中央、国务院在其发布的《关于深化医疗保障制度改革的意见》中，明确提出要加快发展商业健康保险，将商业健康保险制度作为我国多层次医疗保障体系建设的重要方面。

（五）《中华人民共和国社会保险法》携"基本医疗保险法"问世

长期以来，我国医疗保险领域的立法一直处于"低位阶"状态，即便是像城镇职工医疗保险、新型农村合作医疗这样重要制度的建立，也只是以国务院决定或者部门规章的形式来提供立法支持，制度建立之后的执行过程更是如此，甚至以地方性法规作为医疗保险制度执行的依据。虽然我国的医疗保险制度从建立到后续的改革和完善取得了举世瞩目的成就，但是缺少较高位阶的法律支持，毕竟使制度的权威性、规范性有所不足。

2010 年 10 月 28 日，《中华人民共和国社会保险法》（以下简称《社会保险法》）出台，标志着包括医疗保险在内的社会保险制度开始步入了真正意义上的"法治"阶段[37]。《社会保险法》第 23 条至第 32 条共计 10 个条文以专章——"基本医疗保险"的形式从原则上确定了我国医疗保险制度的基本框架，规定了三大医疗保险制度的筹资模式、结算方式、补贴对象以及支付范围等。由于我国尚无针对医疗保险的专门立法，故而《社会保险法》第三章有关基本医疗保险的 10 个条款实际上也就成为我国医疗保险制度领域的基本法。

三、新时代我国医疗保障制度的进一步完善

（一）城乡居民医疗保险制度开始整合

随着城乡一体化进程的加速，我国社会发展对城乡之间制度安排的公平性提出了更高的要求。同时，由于城乡分割带来的二元医疗体制导致医疗资源分配严重不均也是我们面临的现实问题，这使得实现城乡居民基本医疗保险制度整合成为必然[38]。有鉴于此，2013 年，党的十八大报告提出了"整合城乡居民基本医疗保险制度"的安排以实现公共服务均等化[39]。医疗保障制度是国家公共服务的重要事项之一，其必须也必然实现均等化。为了贯彻实施党的十八大报告精神，2016年 1 月国务院出台了《关于整合城乡居民基本医疗保险制度的意见》，针对二元户籍制度所带来的诸多问题进行资源整合，意图打破城乡制度壁垒[40]。

该意见明确了整合城乡居民医保的具体操作办法、时间表和路线图[41]。①在具体操作办法上，要做到"六个统一"，即覆盖范围统一、筹资政策统一、保障待遇统一、医保目录统一、定点管理统一、基金管理统一六个方面，全方位促进两个制度在形式和实质上实现真正统一，这足以体现中央政府整合城乡医保的决心之大。②关于整合工作的路线图。主要是：其一，理顺管理体制——充分利用现有城镇居民医保、新农合经办资源，在机构、人员、流程以及信息系统等方面全部整合。其二，提升服务效能——由于城乡医疗保险的整合，原来分别经办的体制已经没有存在的必要，这要求保险经办机构必须完善管理运行机制，改进服务手段和管理办法，优化经办流程，提高管理效率和服务水平。③整合进程安排。各地于 2016 年 6 月底前对整合城乡居民医保工作作出规划和部署，12 月底前出具体方案。要求综合医改试点省将整合城乡居民医保作为重点改革内容，加强与医改其他工作的统筹协调，加快推进①。

自此，我国的基本医疗保险制度由传统的"职工、农民和居民"三元分割体制走向"职工、居民"的二元分割体制[42]。城乡居民基本医疗保险的整合进入了"国家时间"，全国掀起了整合城乡医保的热潮。到 2017 年年底，除了西藏和辽宁之外，全国各省、自治区、直辖市都已经在政策层面出台了整合文件[43]。据学者统计，截至 2019 年 5 月，全国已有 24 个省份完成城乡居民医保整合工作[44]，整合工作持续良性推进。虽然基本医疗保险制度仍是分割体制，并未做到完全统一，但实际上从"三元"到"二元"的转变，我们花了长达数十年的时间，可谓来之不易。

---

① 参见国务院 2016 年《关于整合城乡居民基本医疗保险制度的意见》（国发〔2016〕3 号）。

（二）基本医疗保险支付方式改革

通过统账结合的方式，我国医疗保障制度建立了医患约束机制，在一定程度上遏制了医疗费用的过快增长。但随着我国医保全民覆盖的实现，医疗费用也随之水涨船高。医保基金是医保制度运行的根基，其每一分钱都必须用到实处。因此，我们必须从根本上遏制医疗费用的不合理增长，杜绝基金的不合理支出。鉴于此，人们首先把更多的目光投入到了医疗保险支付方式的改革上来[45]。医保支付方式直接影响医疗服务的供给行为[46]，是调节医疗服务行为、引导医疗资源配置的重要杠杆。实际上，早在 2011 年 5 月，国家人力资源和社会保障部就下发了《关于进一步推进医疗保险付费方式改革的意见》，该意见明确医保支付方式改革的目标是结合基金收支预算管理加强总额控制，探索总额预付。其所采取的具体操作方法包括：①门诊医疗费用的支付，要结合居民医保门诊统筹的普遍开展，探索以按人头付费为主的方式；②住院及门诊大病医疗费用的支付，探索实行以按病种付费为主的付费方式；③结合谈判机制科学合理确定付费标准，建立完善医疗保险费用质量监控标准体系①。

到了 2016 年，我国主要实行三种付费方式，即按服务项目付费、按病种付费及总额预付。其中被大部分地区采用的是第一种方式——按服务项目付费[47]。这一付费方式被公认为是引发我国医疗费用支出大幅度上涨、效率低下的原因之一[48]。相比之下，按病种付费的优点是可以合理控制成本，减少过度医疗，但其需要大量数据支持且执行起来比较复杂。最后是总额预付制度，其优点是能够有效控制成本，而且操作成本更低，缺点是难以保证医疗服务的质量。总体而言，三种方式各有其优缺点。于是，2017 年 6 月，国务院办公厅印发《关于进一步深化基本医疗保险支付方式改革的指导意见》，要求从 2017 年起全面推行以按病种付费为主的多元复合式医保支付方式，国家选择部分地区开展按疾病诊断相关分组（Diagnosis-Related Groups，DRGs)② 付费试点③，从此我国便开启了按疾病诊断相关分组的医保支付方式改革路径。

2018 年 3 月，新成立的国家医疗保障局很快便将注意力聚焦到医保支付方式

① 参见人力资源和社会保障部 2011 年《关于进一步推进医疗保险付费方式改革的意见》（人社部发〔2011〕63 号）。

② DRGs 付费是指根据患者年龄、疾病诊断、合并症并发症、治疗方式、病症严重程度以及疗效等多种因素，将诊断相近、治疗手段相近、医疗费用相近的住院患者，分入若干病组，然后以确定的限额支付医疗费用的付费方式。参见国家医疗保障局 2019 年《国家医疗保障疾病诊断相关分组（CHS-DRG）分组与付费技术规范》，第 3 页；马国善：《单病种付费和 DRGs 付费之比较》，载《中国社会保障》2011 年第 11 期，第 74 页。

③ 参见国务院办公厅 2017 年《关于进一步深化基本医疗保险支付方式改革的指导意见》（国办发〔2017〕55 号）。

改革，将其作为重要任务来进行开展，不断加强对 DRGs 付费改革的试点和推进力度[49]。在此背景下，2018 年 12 月，成立仅数月，国家医保局便出台了《关于申报按疾病诊断相关分组付费国家试点的通知》，提出加快推进 DRGs 付费国家试点，探索建立 DRGs 付费体系①。2019 年，国家医保局等三部门又公布了 30 个 DRGs 付费国家试点城市的名单，统筹推进试点工作。到了 2020 年，医保支付方式改革工作持续推进，30 个试点城市全部通过模拟运行前的评估考核，进入模拟运行阶段；同时，国家还在 71 个城市开展区域点数法总额预算和 DIP 付费试点工作②。即便支付方式改革工作迅速推进，并取得不菲成绩，但当前的 DRGs 医保支付方式改革仍然面临着一些问题，如支付标准不合理，转诊制度不明显，支付方式缺乏监督，精细化管理不足等[44]。

2020 年 3 月，《关于深化医疗保障制度改革的意见》（以下简称《医改意见》）出台，该意见以中共中央、国务院的名义对外公布，可谓是我国医改工作的重磅文件。《医改意见》仍然对医保支付方式改革给予高度关注，提出要推行以按病种付费为主的多元复合型医保支付方式，医疗康复、慢性精神疾病等长期住院病例实行按床日付费。所谓按床日付费，是指患者每天的住院服务按预先规定的固定费用支付给服务供方，不考虑实际服务量和成本，以床日为计价单位[50]。目前，浙江省衢州市已经在实践中逐步建立起这一医保付费方式，并积累了相应的经验[51]。由此，我国的医保付费方式经过近 10 年的探索和发展，已趋于成熟，并体现出体系化、个性化的特点，其在未来国家的医疗保障制度改革过程中必将能够承担起重要的支持作用。

（三）国家医疗保障局成立

2018 年 3 月，全国人大会议通过决议，决定由国务院建立国家医疗保障局。随后，中共中央印发《深化党和国家机构改革方案》，对中央国家机构进行了大调整，其中就包括组建国家医疗保障局。两个多月后的 5 月 31 日，国家医保局挂牌成立。其使命在于完善统一的医疗保障体系，提高保障水平，推进"三医联动"改革，使人民群众病有所医。7 月，中共中央办公厅、国务院办公厅印发《国家医疗保障局职能配置、内设机构和人员编制规定》，给予国家医疗保障局较高的行政规格配置，即直属于国务院，为副部级单位。同时，将此前分属于人社部门、卫计委、发改委、民政部门等的医保管理职能尽数配置给该机构，此举结束了长期

---

① 参见国家医保局 2019 年《关于申报按疾病诊断相关分组付费国家试点的通知》（医保办发〔2018〕23 号）。

② 数据来源：国家医疗保障局《2020 年全国基本医疗保障事业发展统计公报》，https://www.sogou.com/link?url = DSOYnZeCC _o6VFZKt0UOkvLtMEIbf7qEgRyxvnIzH1QLNp29UchPeOTtyUZZEIUbtsCnpVGpPpA. 最后访问日期：2021 年 7 月 12 日。

以来我国医疗保障的碎片化管理的局面，开启了医保改革新征程。

国家医疗保障局的成立形式上意味着我国医保体制在顶层设计上出现了重大转变，实质上则表明国家对医疗保障制度的职责、职能和功能在组织构架上进行了重新定位[52]。这一医疗保障事业管理机构的重大调整必将对我国的医疗制度改革事业提供更加强大的支撑，充分体现了党和国家对民生和社会保障事业的高度重视。

（四）开创门诊共济保障机制

早在 20 世纪 90 年代"两江试点"时，我国就已经摸索出了城镇职工医疗保障建立社会统筹账户与个人账户的做法和经验。个人账户的建立不但拓宽了医保基金的筹集渠道，提高了基金的抗风险能力，而且增强了参保职工的自我保障意识。但是随着我国职工医保制度的不断实施，其中社会统筹账户与个人账户相结合的模式弊端逐渐凸显。①由于政策规定个人账户资金不得用于医疗服务费用之外的开销，且具有专属性，不得转让，这就导致疾病风险较小的年轻人群体个人账户存有大量累积，而疾病发生率较高的老年群体个人账户资金不足，这与医疗保险的共济性是相互违背的；②大量资金沉淀。据国家医保局统计数据，近三年来我国职工医保的年度结存量均保持在 1 000 亿元以上，累计结存额增长率保持在13%以上（见表3）。截至 2020 年，我国职工医保基金累计结存已高达 10 096 亿元，首次破万亿元。大量资金的沉淀给资产的保值增值带来了巨大的压力，甚至会导致滥用、冒用[53]。③个人账户资金的使用范围过于狭窄，更是增加了基金的结存压力[54]。④个人账户对于门诊慢性病的保障程度不够，容易产生道德风险，小病大治[55]。即，在门诊与住院之间医保待遇不平衡的情况下，患者倾向于用住院替代门诊，这显然造成了医疗资源的浪费。

表3　2018—2020 年职工医保基金结存表①

年份	当期结存/亿元	累计结存/亿元
2020	1 650	10 096
2019	1 116	8 426
2018	1 084	7 284

为解决上述问题，国务院办公厅于 2021 年 4 月下发了《关于建立健全职工基本医疗保险门诊共济保障机制的指导意见》。该意见主要提出了以下几项措施：①增强门诊共济保障功能，逐步将多发病和常见病的普通门诊费用纳入统筹基金支付范围，普通门诊统筹覆盖职工医保全体参保人员。②改进个人账户计入办法，

---

① 数据来源：国家医保局官网 2018—2020 年医疗保障事业发展统计快报。

在职职工本人参保缴费基数的 2% 以内部分计入个人账户，而原有单位缴费的 30% 划拨则转向统筹基金，不再计入个人账户。③规范个人账户使用范围，探索个人账户用于配偶、父母、子女参加城乡居民基本医疗保险的个人缴费。④加强监督管理。⑤完善与门诊共济保障相适应的付费机制[56]。

门诊共济保障机制的建立，对我国的分级诊疗制度改革的进一步推进有着直接的促进作用[57]。可以预见，随着该机制的落地，医疗机构的诊疗服务以及职工门诊就诊行为都将更加规范，更为重要的是，门诊共济保障机制还能为我国城乡居民医保制度的改革带来示范效果，从而在一定程度上为我国医疗制度的改革扫清障碍。

（五）进一步推行家庭医生制度

家庭医生制度是我国近年来新推出的一种新型基层医疗保健服务和医疗资源配置模式，对于优化分级诊疗以及医疗资源的配置有着重要作用[58]。早在 2009 年，武汉等地就率先出台了相关的政策文件①，该文件从工作内容、工作模式、服务机制以及绩效考核多个方面对家庭医生制度进行了细化规定，以推动该制度的实施和普及；但遗憾的是，家庭医生制度似乎并未能够迅速展开；直到 2016 年，国务院医改办印发《推进家庭医生签约服务指导意见》，明确了家庭医生制度的服务主体、服务内涵、收费机制和激励机制等内容②，我国的家庭医生制度才得以迅速在全国推广。截至 2020 年，全国已有超过 20 个省、自治区、直辖市出台了与家庭医生制度相关的文件。同时，自推行家庭医生签约服务政策以来，全国各地形成了 5 种经验模式③：

（1）上海市的"1+1+1"签约服务模式[59]。即以自愿原则为前提，居民在与 1 位社区卫生服务中心的医生签约的同时，还可以再选择 1 家区级和 1 家市级医疗机构进行签约④。这一签约机制中，医疗机构的级别安排，逐级递增，与分级诊疗机制十分契合，但对公民医疗的个性化需求则考虑较少。

（2）盐城市大丰区的"基础包+个性包"签约服务模式。签约服务以提供基本医疗和公共卫生服务为基础，以个性化服务为重点，根据不同群体健康需求设计了既有不收费的"基础包"⑤，也有针对老年人、儿童、慢性病患者等群体实行明码标价的"个性包"⑥。这一模式实际上充分考虑到了疾病分布的规律，即现实中

---

① 参见武汉市卫生局 2009 年 8 月《关于深入推进家庭医生制度建设的意见》（武卫〔2009〕197 号）。

② 参见国务院深化医药卫生体制改革领导小组 2016 年《关于印发〈推进家庭医生签约服务指导意见〉的通知》（国医改办发〔2016〕1 号）。

③ 参见刘利群在"国家卫生计生委例行新闻发布会"上答记者问，2017 年 5 月 10 日。

④ 参见《上海市家庭医生签约服务规范（2020 版）》第 12 条。

⑤ 为签约居民提供包括常见病、多发病的诊疗、疾病康复指导、转诊服务和其他 43 项免费服务。

⑥ 参见《盐城市关于家庭医生签约服务收费有关问题》。

大部分疾病皆是小病、轻病，通过一些基本医疗和公共卫生服务即可解决。这样公民就无须前往大医院治小病，挤占优质医疗资源，而且服务的个性化倾向明显，公民的体验感更佳。

（3）杭州市的"医养护一体化"签约服务模式。居民到居住地所在的社区卫生服务机构选择1名全科医生签订一定期限的服务协议，全科医生则为签约居民提供连续、综合、有效、个性化的健康管理、社区医疗和双向转诊、家庭病床、健康评估等医养护一体化服务①。"医养护"一体化的优点在于简化了居民医疗的烦琐流程，从而增加其疾病治疗的便利性。

（4）厦门市的三师共管签约服务模式。1名社区卫生服务中心的全科医师、1名经培训认证的健康管理师和1名三级医院的专科医师，他们组成共管团队为签约居民提供医疗服务②。"三师共管"模式，在医生专业方面有极大的优势：既包含全科医生，也有专科医生，甚至还有健康管理师；既弥补了全科医生专业"全而不专"的弊端，又避免了专科医生"专而不全"的缺陷。

（5）定远县的按人头总额预付签约服务模式。安徽省定远县通过按人头总额预付方式将家庭医生签约服务与县乡村三级医疗共同体建设"捆绑"在一起，县里将新农合资金全部按人头总额预付给医疗共同体牵头单位的县医院，建立服务、责任、利益和管理"四位一体"的运行机制[60]。"定远模式"充分利用"县医院"的专业优势，利用专业单位举办家庭医生制度，值得我们借鉴。

家庭医生签约服务制度作为实施分级诊疗体系的基石，对于国家的医疗保障制度建设和实施具有无可比拟的重要作用[61]。医疗保障服务的质量向来被视为评价一个国家人权保障水平的重要方面。以古巴为例，就国家综合实力而言，其与美国相去甚远，但就医疗卫生指标来看，其竟能够与美国相提并论，在某些方面甚至有过之而无不及，这主要归功于古巴独具特色的家庭医生制度[62]。我国当前的经济建设已经取得了巨大成就，即便与美国相比，差距也正日益缩小，因此，我国完全有能力构建起一套独具中国特色的家庭医生制度，推动医疗保障服务质量的大幅提升，从而极大改善国民医疗保障水平。

（六）医疗保障效果进一步提升

不管是医疗保障顶层制度的整合，还是医保支付方式、管理体制、服务制度等方面的改革，其最终目的都是要让公民在国家的医疗保障体系中获得实惠。这种实惠体现为大部分乃至全体公民都能够享受到高质量的医疗保障待遇，能够病有所医，杜绝因病致贫返贫。从当前的数据来看，我国的医疗保障建设效果已经

---

① 参见《杭州市医养护一体化签约服务实施方案（试行）》。
② 参见《厦门市家庭医生基层签约服务实施方案（试行）》。

发生了质的飞跃，取得了令人瞩目的成绩。从 2021 年的数据来看，我国职工基本医疗保险参保人数高达 35 431 万人，比上年增加 976 万人，增长 2.8%。基金收入规模保持稳定，为 19 003.10 亿元（包含生育保险），比上年增长 20.8%；基金支出 14 746.73 亿元（包含生育保险基金），比上年增长 29.8%；职工享受待遇 20.40 亿人次。城乡居民医疗保险参保人数为 100 866 万人，较上一年有轻微下降；医保基金收入 9 724.48 亿元，支出 9 296.37 亿元，分别比上年增长 6.7%、13.9%。值得称赞的是，根据国家统计局数据，2020 年年末，我国人口总数为 101 676人[①]，换言之，我国基本医疗保险的覆盖比例提升至 96.43%，医疗保险服务均等化进一步加强。

第二节　我国医疗保障制度的现状

一、基本制度：职工与居民分割的二元制

我国的基本医疗保险制度经过了多年的发展和改革，形成了如今以身份为界线的"二元制"，即城镇职工医疗保险和城乡居民医疗保险两项基本医疗制度。二者不仅在名称上存在差异，更为重要的是医保待遇标准差异悬殊。

城镇职工医疗保险制度以中华人民共和国成立初期的公费医疗和劳保医疗为起点，经历了一系列的发展进程，最终在 1998 年正式建立；而城乡居民医疗保险制度则是由两部分整合而来：一是新型农村合作医疗制度，二是城镇居民医疗保险制度。

新农合医疗制度起源于 1955 年农民合作社开始探索的传统农村合作医疗制度。在党和国家的大力推动下，虽然经历了"文革"时期的"冒进式发展"以及改革开放初期的"几尽崩溃"，但因为符合广大农民群众的现实需要，农村合作医疗制度始终没有倒下，终于在 2003 年得以建立。

城镇居民医疗保险制度所要解决的是城镇非职业群体的医疗保障问题。其最早可以追溯至中华人民共和国成立初期的劳保医疗制度——职工家属可以随职工本人享受大部分的医疗保障待遇。但随着城镇职工医疗保险制度的建立，劳保医疗制度名存实亡，大量的城镇非职业群众裸露在"看病无保障"的风险之下。为帮助大量城镇非职业群众获得医疗保障，国务院于 2007 年出台了《关于开展城镇居民基本医疗保险试点的指导意见》，经过持续试点和扩大试点，逐步在全国范围

---

① 数据来源：国家统计局官网 https：//data. stats. gov. cn/easyquery. htm？ cn＝C01&zb＝A0301&sj＝2020，最后访问日期：2021 年 11 月 22 日。

内建立起了城镇居民医疗保险制度。2016 年，国务院下发《关于整合城乡居民基本医疗保险制度的意见》之后，城镇居民医疗和农村合作医疗开始走向整合，职工与居民的"二元"基本医疗保险制度正式形成[63]。

二、医保管理体制：逐渐从分割走向统一

医保管理体制，即医疗保障管理体制，属于公共管理的范畴，是医保制度的重要组成部分。医保管理体制的建构被学者称为社会保障的隐形绩效[64]，它的优异与否在很大程度上决定着医疗保障制度的实施效率以及被保障对象实际能够获得的保障待遇的高低。

中华人民共和国成立初期，我国主要实行公费医疗、劳保医疗和传统农村合作医疗三种医疗制度，医保管理体制以单位或集体为管理主体，而且各自在资金的收支和监管方面也有所差异；改革开放之后，传统的三大医疗制度都经历了"破而后立"的巨大变革，形成了城乡分割、身份对立的三项基本医疗保险制度——新型农村合作医疗、城镇居民医疗以及城镇职工医疗，由于各自适用群体不同，此时我国的医保管理体制转变为由多个政府部门分别管理。

进入新时代之后，中国共产党对民生更为关注，提出了公共服务均等化的命题。实际上，只要属于医疗保障体系，其制度的运作机理并不会有本质差异。既然如此，各项制度交由不同部门分别管理的模式必然会导致效率低下的后果。于是在中共中央和国务院的推动下，我国的医疗保障管理体制整体发生了深刻变革，逐渐从分割走向统一。

2015 年 9 月，国务院办公厅印发《关于推进分级诊疗制度建设的指导意见》，将分级诊疗制度定位为深化医药卫生体制改革的重要举措。该指导意见提出，以建立"基层首诊、双向转诊、急慢分治、上下联动的分级诊疗模式"为主要目标，进而推动形成医疗卫生机构分工协作机制。此举实际上可以起到将全国医疗机构联系到一个系统之中的作用。2016 年国务院又出台了《关于整合城乡居民基本医疗保险制度的意见》，农村合作医疗和城镇职工医疗开始走向合并，为居民医疗保险的统一管理解决了基本前提。2018 年，国家医保局应运而生，将此前分属于人社部门、卫计委、发改委、民政部门等的医保管理职能整合到一起统一行使。2020 年 2 月，中共中央、国务院正式发布《关于深化医疗保障制度改革的意见》，开启了进入新时代之后我国医改工作向前迈进的新步伐[65]，我国医保管理体制进一步向"统一权责"迈进。种种迹象表明，我国的医疗保障管理体制已经基本走向集中管理时期[66]（见表4）。

表 4　我国医疗管理机构变迁表[67]

1949 年	公费医疗由卫生部直接管理，劳保医疗则由劳动部门管理，农村合作医疗由合作社管理
1998 年	城镇职工医疗由劳动和社会保障部管理
2002 年	新农合由卫生部管理；医疗救助由民政部管理
2007 年	城镇居民医疗由劳动和社会保障部负责管理
2018 年	整个医疗保障体系统一由国家医疗保障局管理

三、结论：我国当前实施的医保制度是非普惠制的

虽然我国的医保管理体制已经逐步走向集中，但就目前而言，我国实施的医保制度在各个方面仍然有待进一步统一。尤其是"二元制"的医保体系，以身份为标准划分为职工与居民分割的两项独立基本医疗保险制度，二者的对立并不只是身份上的形式区别，而是深刻存在于保障对象、资金筹集、待遇支付等各个方面的实质差异。

1. 在保障对象方面

城乡居民医疗保险制度本就是原来城镇居民医保和新农合医保的合成体，因此，其覆盖范围包括现有城镇居民医保和新农合所有应参保（合）人员。也就是说，除职工基本医疗保险应参保人员以外，其他所有城乡居民都应纳入城乡居民医保进行保障。而城镇职工基本医疗保险的参保对象为城镇所有用人单位的职工。相较而言，居民医疗保险制度的参保人数远远高于职工医疗制度的参保人数。

2. 在资金筹集方面

根据国家医保局最新通知，2021 年城乡居民医疗保险人均财政补助标准上调30 元，至每人每年不低于 580 元；中央财政东部、中部、西部地区分档进行补助，对西部、中部地区省份分别按照 80% 和 60% 的比例予以补助，对东部地区各省份的补助则没有统一标准，需要进一步分档划分不同比例①。同时，城乡居民医疗保险缴费标准调整为每人每年 320 元。城镇职工医疗保险采取用人单位和职工共同缴费方式，其中，用人单位和在职职工的缴费率一般分别为在职职工工资总额的 6%和 2% 左右，退休人员则无须缴费[68]。根据国家统计局数据，2021 年我国城镇单位就业人员平均工资为 106 873 元，以此进行粗略计算可得平均每名职工每年需向

---

① 参见国家医保局、财政部、国家税务总局《关于做好 2021 年城乡居民基本医疗保障工作的通知》（医保发〔2021〕32 号）。

医保基金贡献 8 549.84 元，这一数据远高于居民医疗保险基金的收入额度。

3. 在待遇标准方面

由于各地政策不一，目前尚无具体统计数据可供查用，但国家医保局发布的《2020 年全国医疗保障事业发展统计公报》显示：

（1）医疗资源在二者间的配置严重失衡。2020 年，职工医疗参保人数为 101 676 万，居民医疗保险参保人数为 34 455 万，居民医保参保人数为职工医保人数的 3 倍。职工医疗保险参保人员医疗总费用 13 357 亿元，居民医保医疗费用 14 080 亿元。参加职工医疗保险人员享受待遇 17.9 亿人次，居民医疗保险参加人员共享受待遇 19.9 亿人次。参保人数 3 倍于职工医疗保险的居民医疗保险，二者所花费的医疗保险费用和享受待遇人次相差无几，可见两种制度下被保障对象所获得的医疗资源严重不均。

（2）基金支付比例差距悬殊。职工医疗保险基金政策范围内住院费用由基金支付的比例为 85.2%，二级、一级及以下医疗机构政策范围内住院费用基金支付比例分别为 86.9% 和 88.7%；相比之下，居民医疗保险政策范围内住院费用基金支付比例仅有 70.0%，二级医疗机构为 73.0%，一级及以下医疗机构也只有 79.8%。显而易见，职工医疗保险和居民医疗保险的参保对象在基金支付的比例上有着较大差距。

综上所述，即便我国的医保管理体制已经逐渐从分割走向集中，但就目前而言，我国实行的医疗保险制度，尤其是两项基本医疗保险制度，在各个方面仍然有着诸多实质差别，主要体现为：由于身份的不同，其保障对象所能享受到的医疗保障待遇大相径庭。也即，我国当前施行的医疗保险制度是非普惠制的。

应当说明的是，非普惠制是与普惠制相对的一个概念。目前学界极少有人提出"普惠医疗"的概念，遑论准确的定义。在笔者所检索到的所有文章中，仅有一名学者对"普惠（医疗）"一词作了界定：所谓普惠制，是指人人"病有所医"，实现医疗保障制度全覆盖的"全民医保"[69]。但这一定义方式并没有将"普惠"的概念完全囊括，理由是该定义仅仅偏重于"普"，只强调医疗保障全民覆盖，有以偏概全之嫌。事实上，"普惠（医疗）"不仅有"普"的含义，更兼有"公平"的价值取向，原因在于：即便基本医疗保险制度覆盖了全民，但是如果被覆盖的公民之间仍然因为身份或者其他因素而享受到不同层次的医疗保障服务，那么仍然不能称之为"普惠"，正所谓不患寡而患不均。除此之外，"普惠"还注重质量的提升，不但要使人民群众"病有所医"，更要"病有良医"，强调医疗保障制度的实效[70]。综上所述，我们应当将"普惠医疗"定义为：一项个人缴费水平统一、政府补贴水平统一、保障待遇统一的医疗保险制度，其被保障对象不因性别、身份、民族、年龄、职业、地域等因素受到区别对待，平等地享有高质量基本医疗保障服务。

最后再回到"非普惠制医疗"的含义，它是指在该医疗保险制度之下，其被保障对象未能处于基本医疗保险的覆盖范围之中，或在相同条件下其所获得的医疗保障待遇与其他被保障对象有所不同，或即便获得了公平的医疗保障待遇，但其实际效果有限，并不足以使公民对抗所患疾病。

第二章 我国当前医疗保障制度的缺陷与问题

我国医疗保障制度是以基本医疗保险制度为中心建立起来的，因此医疗保险制度是医疗保障制度的主体制度。但当下我国基本医疗保险制度却存在着诸多弊端。一方面，经历了70多年的发展，我国医疗保障制度从初步建立，到不断改革，再到逐渐完善，从20世纪50年代城镇职工保障和农村赤脚医生制度，到改革开放后逐步形成的城镇职工医疗保险、城镇居民医疗保险、农村新型合作医疗保险并存的模式，在各自的历史阶段发挥了一定的医疗保障作用。我国已经基本实现了医疗保险覆盖全民的目标[71]。截至2019年年底，全口径基本医疗保险参保人数13 543万，参保覆盖面稳定在95%以上[72]。另一方面，即便当前我国大部分地区城镇居民医疗与新农合医疗已经完成整合，但仍然以身份为界线分割为职工医疗与居民医疗，且二者在保障对象、筹资体制、待遇支付方面有着诸多实质性差异[73]。同时，基本医疗制度法律化欠缺、与其他医疗保障机制衔接不畅以及医疗保险基金监管体制的弊病也是当前我国面临的主要问题。

第一节 资金筹集和医疗保障标准显失公平

一、资金筹集模式不同导致医疗资源分配严重失衡

（一）不同身份的公民分配到的医疗资源迥然不同

当前医疗保障制度最令人诟病之处是将国民分为三六九等，而不同身份的人缴纳的医疗保险费不一样，其所享受的医疗保障待遇也不同且差距太大。例如，国家机关、事业单位、社会团体、大型央企等的职工缴费相对低，医疗保障待遇相对高；民营企业以及个人独资企业的职工没有办理医疗保险而无医疗保障待遇

或者缴费高而报销比例低；农村居民缴纳新农合医疗保险费连年上涨，而报销比例较低，如报销门槛费①的规定以及新农合医疗基金不予报销的药品和项目多。这就造成了同为中华人民共和国的公民，在生病时，从政府的公共保障责任上，不能得到同等的医疗待遇。这与"法律面前人人平等"的社会主义法治理念是相互背离的，也不符合每一个人生命平等的价值诉求[74]。

1. 医疗保险基金筹集差异

在二元制之下，职工与非职业群体实行不同的基本医疗保险，两种医保制度分别实行不同的资金筹集模式。以2021年的最新筹资标准为例，城乡居民医疗保险的参保人员的医疗保险基金来源主要分为两部分：一部分是参保人员自行缴费，为每人每年320元；另一部分则由中央和地方财政补助共同承担，中央财政东部、中部、西部地区分档进行补助，对西部、中部地区省份分别按照80%和60%的比例予以补助，对东部地区各省份的补助则没有统一标准，需要进一步分档划分不同比例。地方财政按照规定的标准予以足额补助。加上政府补贴的580元，计算可知，居民每人每年医疗保险金额为900元左右。

城镇职工医疗保险采取用人单位和职工共同缴费方式，其中，用人单位和在职职工缴费率一般分别为在职职工工资总额的6%和2%左右，退休人员个人无须缴费。根据国家统计局公布的数据，2020年我国城镇单位就业人员的平均工资为97 379元。② 也即，城镇职工每人每年基本医疗保险金额为7 790元左右，约为居民医疗保险参保人员筹资标准的8倍。

此外，即便是在职工和居民基本医疗保险制度各自的范围内，不同地区职工和居民的医保缴费标准也大为迥异[75]。不管是出于经济发展水平的原因，抑或是其他原因，不同地区的公民在医疗保险筹资水平上的差异，最终都会以医疗保险待遇水平不一的形式表现出来。这就造成了一种局面：经济发达地区的公民享受到的医疗保险待遇要优于经济落后地区的公民，此种现象不但违背了医疗服务的公共性，还有悖于中华人民共和国公民一律平等的宪法价值。

2. 医疗资源可支配差异

居民医疗保险和职工医疗保险的资金决定了两种制度可支配的医疗资源数量，在很大程度上影响着两种制度的被保障对象有机会享有的医疗资源。国家医保局发布的《2020年全国医疗保障事业发展统计公报》显示，2020年，参加职工医疗

---

① 在有些省份县级医院里，农村居民住院后，带齐了资料去报销时，一般先扣除2 000元或3 000元，超过该标准以上的费用，再按照一定比例报销。这2 000元或者3 000元就是门槛费。

② 数据来源：国家统计局官网 https://data.stats.gov.cn/easyquery.htm? cn = C01&zb = A0A07&sj = 2020，最后访问日期：2021年7月15日。

保险参保人员 34 455 万人，职工医疗保险基金（含生育保险）收入为 15 732 亿元；全国城乡居民基本医疗保险参保人员 101 676 万人，居民医疗保险基金收入 9 115 亿元。参保人数 3 倍于城镇职工医疗保险保险的居民医疗保险所取得的保险基金收入竟然仅为职工医疗保险基金收入的 58%。不同的资金规模代表着不同的购买力，而不同的医疗保险基金筹集规模则意味着其所能够支配的医疗资源的指令和数量也是大相径庭的。换句话说，居民医疗保险的参保人员所能享受到的医疗资源远远不如职工医疗保险的参保人员。事实也正是如此，根据《2020 年全国医疗保障事业发展统计公报》，2020 年职工医疗保险基金（含生育保险）支出 12 867 亿元，居民医疗保险基金支出则仅有 8 165 亿元。这就造成了一种极为不公平的局面：从所消耗的医疗资源看，2020 年我国 34% 的人群（城镇职工）消耗了全国 61% 的医疗资源，其余 66% 的人群（城乡居民）则只能分配到 39% 的医疗资源。

3. 优质医疗资源在不同区域的配置判若鸿沟

公民的疾病就医问题不仅与之能够支配的医疗资源有关，更与医疗资源尤其是优质医疗资源的可及性紧密相连。当前我国的基本医疗制度主要以职工与居民来划分，进而采取不同的筹资模式。前文所论述的公民对医疗资源的可支配性差异实际上主要是由于收入造成的。但是职工与居民的差异并不仅在于收入的差距，二者在群体的区域分布上也极不相同。职工多分布于城市尤其是发达城市，而参加居民医疗保险的居民则大量分布于非发达城市甚至农村地区。如此一来，由于职工医疗保险基金的支付力足够强大，这就导致我国的优质医疗资源在空间上的分布也变得极为不合理。

优质医疗资源一般以三甲医院的数量作为依据来进行判断。当前我国三甲医院的分布主要呈现如下特点：一是主要集中在北京、上海、广州等一线大城市以及各省的省会城市。截至 2017 年，我国共有 706 家三甲医院。在全国所有城市（包括直辖市）中，三甲医院数量超过 10 个的城市共有 16 个，这些城市主要是四个直辖市以及一些省会城市。共有 129 个城市没有三甲医院[76]。二是东部各省区的优质医疗资源量最多，且优质医疗资源一直保持着"东—中—西"阶梯式递减的格局[77]。不可否认，政府提供的医疗服务存在人口规模效应，即在一定范围内，常住人口规模越大，政府提供的医疗卫生服务也会越多[78]。但是由于我国实行的是二元体系的基本医疗制度，职工医疗保险的参保人员有着相对稳定和更高的收入来源，且其所在的单位每年须以大量资金参与到职工医疗保险基金的筹集过程中，这就注定了职工医疗保险基金拥有强大的购买力。而对于居民医疗保险来讲，一方面，其参保人员每年仅能投入较低的金额作为保险费用；另一方面，虽然国家财政补助予以大力支持，但国家财政资金的投入力度远不及职工所在用人单位的力度。如此一来，居民医疗保险的购买力自然也就相对较低，所以就导致了前文所述的优质医疗资源区域分布严重失衡的局面。

4. 医疗资源分布不均衡不符合政府的功能定位

虽然按照市场经济的基本原理，"价高者得"乃是我们公认的市场准则。但是，医疗保险产品显然不是一种普通产品，而是一种公共健康产品，即在一定的经济和社会背景下，关系到社会人群健康，需要由政府承担供给责任或政府决定承担供给责任，使全体居民公平享有的健康产品或健康服务[79]。也就是说，在医疗保障方面，国家有责任消除公民在支付方面的差距。而就当前的医疗保险制度而言，其不仅没有尽到消除公民在医疗保障方面的支付能力差异的责任，反而通过构造二元体制的医保制度引起或加大了这种差异。这显然是违反公共产品理论原理的。

二、两大医保报销待遇差距悬殊

城镇职工医疗保险和城乡居民医疗保险不仅在筹资模式上大为不同，更为关键的是，二者在报销待遇上的差距同样悬殊。为了论证这一观点，笔者采用抽样调查的方法选取我国各地区不同省份省会城市作为代表，从而将这些城市所实施的职工和居民医疗保险的报销待遇进行比较以佐证上述观点。

根据国家统计局 2011 年发布的《东西中部和东北地区划分方法》①，为科学反映我国不同区域的社会经济发展状况，为党中央、国务院制定区域发展政策提供依据，根据《中共中央、国务院关于促进中部地区崛起的若干意见》《国务院发布关于西部大开发若干政策措施的实施意见》以及党的十六大报告的精神，将我国的经济区域划分为东部、中部、西部和东北四大地区②。故笔者在研究时在各个地区随机选择一个省份的省会城市作为样本来进行数据分析。随机抽样的结果为：东部地区——河北石家庄市；中部地区——安徽合肥市；西部地区——云南昆明市；东北地区——辽宁沈阳市。为了便于研究，关于医疗保险报销待遇的标准，主要选择首次住院费用起付标准、报销比例、报销上限作为指标来进行考察。

---

① 参见《东西中部和东北地区划分方法》，国家统计局 http：//www.stats.gov.cn/ztjc/zthd/sjtjr/dejtjkfr/tjkp/201106/t20110613_71947.htm，最后访问日期：2021 年 7 月 16 日。

② 东部包括北京、天津、河北、上海、江苏、浙江、福建、山东、广东和海南；中部包括山西、安徽、江西、河南、湖北和湖南；西部包括内蒙古、广西、重庆、四川、贵州、云南、西藏、陕西、甘肃、青海、宁夏和新疆；东北包括辽宁、吉林和黑龙江。

（一）河北石家庄市

1. 城乡居民医疗保险住院费用报销待遇①

（1）在市域内县级医疗机构住院医疗费：一级及以下医疗机构每次起付线为100元，支付比例为90%；县域二级医疗机构每次起付线为400元，支付比例为80%。

（2）在市区级医疗机构住院医疗费：一级医疗机构就医，每次起付线为200元，支付比例为85%；二级医疗机构每次起付线为800元，支付比例为70%；市属三级医疗机构每次起付线为1 000元，支付比例为65%；省属三级医疗机构每次起付线为1 500元，支付比例为60%。

（3）城乡居民基本医保基金支付医疗费年度限额为20万元。

2. 城乡职工医疗保险住院费用报销待遇②

（1）在市域内县级医疗机构住院医疗费：一级及以下医疗机构每次起付线为200元，支付比例为92%；二级医疗机构每次起付线为300元，支付比例为90%。

（2）在市区级医疗机构住院医疗费：一级医疗机构就医，每次起付线为200元，支付比例为90%；二级医疗机构每次起付线为700元，支付比例为85%；市属三级医疗机构每次起付线为900元，支付比例为83%；省属三级医疗机构每次起付线为1 200元，支付比例为80%。

（3）基本医疗保险统筹基金支付医疗费的限额为25万元。

3. 数据分析结果

由上可知，河北石家庄市城乡居民医疗保险的平均起付标准为666.7元，平均报销比例为75%，医疗保险报销限额为20万元；城镇职工医疗保险的平均起付标准为583.3元，平均报销比例为86.67%，医疗保险报销限额为25万元。

（二）安徽省合肥市

1. 城乡居民医疗保险住院费用报销待遇③

（1）参保居民在本地住院时可享受的保险比例：参保居民在合肥市范围内一级医疗机构（含乡镇卫生院、社区卫生服务中心）、二级和县级医疗机构、三级医疗机构、省属三级医疗机构住院治疗的，起付线分别为200元、500元、700元、

---

① 参见《石家庄市人民政府关于印发石家庄市城乡居民基本医疗保险实施办法的通知》（石政发〔2016〕59号）。

② 参见《石家庄市人民政府关于印发石家庄市城镇职工基本医疗保险实施办法的通知》（石政规〔2019〕7号）。

③ 参见合肥市人民政府《关于印发〈合肥市城乡居民基本医疗保险和大病保险实施办法〉〈合肥市城乡医疗救助实施办法〉的通知》（合政〔2021〕2号）。

1 000 元，基金支付比例分别为 90%、85%、80%、75%。

（2）医疗保险基金最高支付限额为 30 万元。

2. 城乡职工医疗保险住院费用报销待遇①

（1）在本市一级及以下、二级、三级医院住院的，统筹基金起付标准分别为 200 元、400 元、600 元。

（2）超过统筹基金起付标准以上、最高支付限额以下部分，由统筹基金和个人共同承担。个人承担的比例分别为三级医院 10%、二级医院 8%、一级及以下医院 6%。

（3）统筹基金在一个自然年度内最高支付限额为 6 万元，超出最高限额之后由医疗救助基金支付，最高为 24 万元。故总体最高限额为 30 万元②。

3. 数据分析结果

由上可知，安徽合肥市城乡居民医疗保险的平均起付标准为 600 元，平均报销比例为 82.5%，医疗保险报销限额为 30 万元；城镇职工医疗保险的平均起付标准为 400 元，平均报销比例为 92%，医疗保险报销限额为 30 万元。

（三）云南昆明市

1. 城乡居民医疗保险住院费用报销待遇③

（1）一级及以下医疗机构起付标准为 400 元，报销比例为 85%；二级医疗机构起付标准为 550 元，报销比例为 75%；三级医院起付标准为 880 元，报销比例为 60%。④

（2）在一个自然年度内，最高支付限额为 6 万元。

2. 城乡职工医疗保险住院费用报销待遇⑤

（1）起付标准：一级及以下医疗机构 400 元，二级医疗机构 550 元，三级医疗机构 880 元；在职职工住院报销比例分别为 91%、88%、85%，退休人员分别为 95%、92%、89%。

（2）基本医疗保险统筹基金最高支付限额为 6 万元。

---

① 参见合肥市城镇职工基本医疗保险办法（2015 修订）。

② 关于最高支付限额，《合肥市基本医疗保险办法（征求意见稿）》重新作了规定：一个自然年度内，职工医保统筹基金支付门诊、住院待遇限额为 30 万元。

③ 参见《昆明市人民政府关于印发昆明市城乡居民基本医疗保险实施办法的通知》（昆政发〔2012〕65 号）。

④ 参见《昆明医保有重大调整！省卡市卡同城同待，最高报销限额达 41 万》，昆明市政府官网 https://www.sogou.com/link?url=ocWV09y9H2RNmcyrMQZsMNYcHN8BvgJSu7PtWO2qIYpNjlEcYEmYh9ycteDUf005，最后访问日期：2021 年 7 月 16 日。

⑤ 参见《昆明市城镇职工基本医疗保险暂行规定》。

3. 数据分析结果

由上可知,昆明市城镇职工基本医疗保险和城镇居民医疗保险平均起付标准相同,均为610元,基本医疗保险统筹基金最高支付限额均为6万元。但医保平均报销比例仍有不同:居民医疗保险为73.33%,职工医疗保险为90%。

(四)辽宁沈阳市

1. 城乡居民医疗保险住院费用报销待遇①

(1)起付标准:基层卫生医疗机构100元(在校学生和非在校未成年人)、200元(成年人);一级及以下医疗机构200元(在校学生和非在校未成年人)、400元(成年人);二级医疗机构300元(在校学生和非在校未成年人)、600元(成年人);三级医疗机构400元(在校学生和非在校未成年人)、800元(成年人);特三级定点医疗机构600元(在校学生和非在校未成年人)、1 200元(成年人);住院报销比例分别为90%、85%、80%、75%、70%(1.5万元以上部分)和60%(1.5万元及以下的部分)。

(2)符合统筹基金支付范围的门诊及住院等医疗费用,年度最高支付限额为15万元。

2. 城乡职工医疗保险住院费用报销待遇②

(1)起付标准:一级及以下医疗机构300元;区属二级医疗机构400元;市属二级医疗机构500元;三级医疗机构800元;特大型三级医疗机构1 200元;住院报销比例分别为94%、93%、93%、88%、86%。

(2)统筹基金在一个年度内支付参保人员的医疗费用累计最高支付限额,按照上年全市职工平均工资的4倍左右确定③。根据沈阳市统计局公布的2020年全市在岗职工平均工资95 908元可知,职工医保报销最高限额为38.3万元。

3. 数据分析结果

由上可知,辽宁沈阳市城乡居民医疗保险的平均起付标准为480元,平均报销比例为79%,医疗保险报销限额为15万元;城镇职工医疗保险的平均起付标准为640元,平均报销比例为90.8%,医疗保险报销限额38.3万元(见表5)。

---

① 参见《沈阳市城乡居民基本医疗保险参保就医指南》,http://ybj.shenyang.gov.cn/releaseCms/dynami-cArticle.do?siteCode = YLBZJ&selfSiteSiteId = null&columnLogicId = null&navigationSiteId = null&isWap = null&logicId = 156161880886632,最后访问日期:2021年7月16日。

② 参见《沈阳市城镇职工基本医疗保险参保就医指南》,http://ybj.shenyang.gov.cn/releaseCms/dynami-cArticle.do?siteCode = YLBZJ&selfSiteSiteId = null&columnLogicId = null&navigationSiteId = null&isWap = null&logicId = 156161764958641,最后访问日期:2021年7月16日。

③ 参见《沈阳市城镇职工基本医疗保险规定(2008)》(沈阳市人民政府令第7号)。

表5　各城市两大医疗保险报销待遇对比

城市	所属地区	种类	平均起付标准/元	平均报销比例/%	最高支付限额/万元
石家庄	东部地区	居民医疗保险	666.7	75.00	20
		职工医疗保险	583.3	86.67	25
合肥	中部地区	居民医疗保险	600	82.50	30
		职工医疗保险	400	92.00	30
昆明	西部地区	居民医疗保险	610	73.33	6
		职工医疗保险	610	90.00	6
沈阳	东北地区	居民医疗保险	480	79.00	15
		职工医疗保险	640	90.80	38.3

由表5可知，抽样所得分属于东部、中部、西部和东北地区的四个城市目前所实施的医疗保险制度中，无论就哪个城市来看，居民医疗保险的医疗保险报销待遇均要低于职工医疗保险报销，尤其体现在医保报销比例方面，无一例外。

三、医疗保险待遇不公不符合人类社会的发展目标

如上所述，这种在医疗保险上对不同身份的公民实行差别待遇的现象是不符合人类社会发展目标的。1993年世界银行发展报告就提出要提供公平的医疗服务[80]。世界卫生组织（WHO）也强调了公平卫生服务的重要性，认为社会成员获得卫生服务应当由需求决定，而非取决于其社会地位、收入水平等因素[81]。联合国在2030可持续发展议程中明确将"确保普及性健康和健康保健服务、实现全民健康保障"作为主要目标（SDGs3）[82]。国务院在《"健康中国2030"规划纲要》中提出将健康融入所有政策①，这一表述既表明健康对公民、国家和社会的重要性，也体现出国家和政府竭尽全力全方位、多层次、宽领域维护和保障人民健康。公民健康上的不平等肇因于医疗服务利用上的不平等，往往与其社会经济地位相关[83]。因此，医疗保障制度的普惠程度能够影响健康平等目标的实现与否，不管是从国际层面来讲，还是从国家层面来讲，医疗制度的"普惠性"都应该是国家、社会以及公民应当追寻的目标之一。

---

①　参见中共中央、国务院《"健康中国2030"规划纲要》。

第二节 医疗保险制度法治化欠缺

一、《社会保险法》中"医疗保险"可操作性有限

从劳动保险制度的建立开始算起，我国实行医疗保险制度已 70 余载。然而，到目前为止，该领域仍不存在一部专门立法。一直到 2010 年，医疗保险领域才出现法律，但并非独立出现，而是附属在针对整个社会保险领域的《社会保险法》中。《社会保险法》第三章针对基本医疗保险采用 10 个条款承载了基本医疗保险整个的制度体系[84]。该章先是在其前三个条文中在原则上分别规定了"新型农村合作医疗、城镇居民以及职工基本医疗保险三项制度。然后又在剩余条款中制定了基本医疗保险待遇给付以及相关的支付、结算制度、服务协议和医疗保险关系转移接续等"。从内容上看，前述条款似乎已经涉及基本医疗保险运行所需的大部分规则，但实际上《社会保险法》第三章的条款大多过于原则化，内容相对简单，可操作性以及前瞻性均有所不足[85]，对于基本医疗保险制度运行过程中的职能分工未能明确，相关事项内容范围的界定缺失。

（一）法律漏洞众多阻碍执行

医疗保障作为民生保障的重中之重，《社会保险法》仅用 10 个条文就将该制度全部概括，从立法技术的角度来讲，这只能有两种解释：其一是条文高度原则化，对于所有的具体问题均进行原则化处理；其二是条文故意"留白"，对许多具体的医疗保险问题"不闻不问"。不管是第一种还是第二种解释，都属于我们通常所说的法律漏洞。法律漏洞是指"违反计划的不圆满性"[86]。其广泛存在于法律条款之中，给司法和执法工作带来不确定性影响。以立法当时是否应予规定作为标准，可以将法律漏洞划分为"自始漏洞"和"嗣后漏洞"。依立法者是否明知还可以进一步将原始漏洞划分为明知漏洞和不明知漏洞[87]。从《社会保险法》第三章关于基本医疗保险制度的具体条文可以看出，我国的"基本医疗保险法"存在着大量的法律明知漏洞，主要表现如下：

《社会保险法》第 23 条对职工基本医疗保险缴费进行规定时，其表述为"按照国家规定缴纳基本医疗保险费"，这一安排不仅将缴费事项的立法权限作了让渡，而且没有指定让渡的具体部门。《社会保险法》第 24 条规定"新型农村合作医疗的管理办法，由国务院规定"。《社会保险法》第 25 条第 3 款①规定了特殊群

---

① 享受最低生活保障的人、丧失劳动能力的残疾人、低收入家庭六十周岁以上的老年人和未成年人等所需个人缴费部分，由政府给予补贴。

体医疗救助的内容，此条款将享受最低生活保障的人、丧失劳动能力的残疾人、低收入家庭六十周岁以上的老年人和未成年人等特殊群体的医疗救助责任统一指定给"政府"，然而，这一规定中的"政府"究竟是中央政府还是地方政府，从该条文是难以推测的。由于含义的模糊，其中的要求自然就难以得到贯彻落实，即便能够执行，其效果也有可能并不符合立法者之本意。该条文之后的第 26～28 条分别对"医疗保险待遇标准""医疗保险缴费年限要求""医疗保险药品目录、诊疗项目、抢救费用"等内容进行了规定。三个条文中均有"国家规定"的表述，但实际上这一用词不但在语义上含混不清，也体现出立法者对责任主体的认识并不清晰。再者，第 29 条和第 30 条中关于医保基金支付范围的部分，只有第 30 条列举了四种排除的情形，并没有给出更为明确的界定，这给规定的执行在一定程度上造成了不便。第 31 条第 1 款授权社保经办机构根据管理服务的需要可以与医疗机构等签订协议，但是何为"管理服务的需要"并没有具体化。法律虽然不能面面俱到，但对该事项给出一个具体的说明则应当是法律的本职工作。一言以蔽之，《社会保险法》第三章"基本医疗保险"部分，虽然只有 10 个条文，但其中至少有 9 个条文存在明显的法律漏洞。

法律是立法活动的产物，而立法的目的是采取措施缩小现实情况与理想之间的差距。换言之，法律规定是立法者或者立法活动对现有亟待调整的生活事实和利益冲突所给出的答案。《社会保险法》第三章中的条款，即是立法者针对基本医疗保险领域亟待调整的某些事实和利益冲突所给出的答案；而该部分条款却具有大量的法律漏洞，欠缺本应包含的规范而违反了法律秩序的整体计划[88]。这直接导致在后续的法律执行阶段中，国务院及其下属部门以及地方各有关政府在操作时难以"依法而行"，从而产生各种执法不规范的现象。

（二）缺少配套机制导致"有法难依"

1. 监督机制缺位

党的十八大报告指出，法律的生命在于实施，法律的权威也在于实施①。如果一部法律制定出来，却没能得到切实实施，其意味着代表民意的立法机关的意志失去约束力，本质上是民意未能获得应有的尊重。这对于一个民主国家来说，是不被允许的。"法律实施难"问题的形成，其最重要的原因在于法律机制自身存在问题和缺陷。因此，法律的实施必须依靠良好的机制[89]，既包括良好的执行机制，也包括完善的监督机制，因为良好的法律机制还离不开健全的法律监督机制②。《社会保险法》第三章用了 10 个条文来构建我国基本医疗保险制度的框架，然而该部分的条文不仅在操作性上不够强，更为遗憾的是该章并未给基本医疗保险制

---

① 参见党的十八届四中全会公报。
② 参见党的十八届四中全会公报。

度搭建起一个良好的法律监督机制。或许立法者是为了整部《社会保险法》的协调，在该法的第 10 章用 8 个条文搭建起整部法律监督机制的框架，但是这一做法并没有为基本医疗制度在法律监督方面带来更多的福音。

一方面，《社会保险法》囊括了基本医疗保险、基本养老保险、生育保险、工伤保险以及失业保险五大项目，而五大社会保险项目实际上是各有特点的，基本医疗保险当然也有自己的特点，也就是说，《社会保险法》笼统建立的监督机构针对性不够强，进而导致监督效果不佳。例如，在社会保险监督一章中，《社会保险法》基本上是将保险基金的监督职责划分到社会保险行政部门，但就目前的情况来看，我国在医疗保障方面的职责几乎已经尽数归于国家医保局。如此，社会保险法的监督机制似乎就被闲置起来了。另一方面，更有学者直言不讳，说社会保险法的监督机制科学性不够：偏行政监管而轻视司法监督；各监督主体之间权限划分不明确，难以形成系统性的监督机制；缺少科学可行的监督程序，监督职责的正常履行受到影响[90]。因此，我国的基本医疗保险制度实际上在监督机制方面不但没有专门立法，而且与其他社会保险制度共用的监督机制也未能发挥应有的功能。

法律监督机制缺失的后果可想而知，其不但可能导致法律制度本身被架空，更为重要的是，导致医疗保险制度在实施效果上不尽如人意——公民"看病难、看病贵"的问题总是得不到解决。近年来民间流行的"救护车一响，一头猪白养"等民谚便是最真实的体现。同时，监督机制的欠缺还可能导致"别有用心之人"钻法律的空子，比如屡禁不止的医疗骗保问题。

2. 实施所需配套规则缺失

虽然《社会保险法》中的基本医疗保险部分的条文由于被原则化处理而导致各种法律漏洞盛行，但是如果能够配套以足够的法规和实施细则，该法的执行和实施依然可以得到顺利推进。但遗憾的是，现实与理想总是存在着一定的差距。《社会保险法》是全国性的法律，与之相关的配套法规和规章应由国务院及其所属部门负责出台，但实际情况却并非如此，诸多实施细则和配套法规并未及时跟进[91]，这一方面会加大了现有体系的混乱性，另一方面也导致医疗保险改革工作无据可依。

事实也正是如此。选中"中央法规规章"一栏，以"社会保险法"作为标题关键词在"北大法宝"平台进行检索，所得各项结果之间的差异十分明显。相比其他各种法律，如劳动法等，与社会保险法相关的配套法规数量非常稀少。在"法律"一栏，除了《社会保险法》，仅有一部全国人大常委会在 2016 年授权国务院暂时调整《社会保险法》适用范围的决定①。在"部门规章"一栏只有人力资

---

① 参见《全国人民代表大会常务委员会关于授权国务院在河北省邯郸市等 12 个试点城市行政区域暂时调整适用〈中华人民共和国社会保险法〉有关规定的决定》。

源和社会保障部 2011 年颁布的一部部令——《实施〈中华人民共和国社会保险法〉若干规定》，属于部门规章。该文件在第二章部分对基本医疗保险制度的实施进行了规定，但是却只用了两个条文，而且表述之模糊程度相比《社会保险法》有过之而无不及①。配套法规的大量空白导致《社会保险法》中的基本医疗保险制度失去了为数不多的一次清除执行障碍的机会。同时，在争议处理方面，社会保险方面发生争议纠纷进行仲裁或提起诉讼时，由于没有具体的细则可供使用，司法机关既不能找寻到可供裁判适用的法律依据，更没有与案件受理、审判程序方面的规定以资援引[92]。

二、上位法缺位为下位法滥觞提供发展空间

因为目前我国基本医疗保险领域尚无专门立法，故而基本医疗保险制度的具体运行只能依据两个路径：其一是以《社会保险法》第三章的基本医疗保险部分作为执行的基本依据；其二则是依靠相关政府部门的"二次立法"，包括国家部委的部门规章、地方政府的政府规章，以及地方权力机关制定的地方性法规。然而，正如前文所述，由于《社会保险法》对基本医疗保险制度部分的原则化处理及其法律条款本身的漏洞，导致该部分条文的可操作性不高，故而我国的基本医疗保险制度的运行被迫选择了第二条路径——依靠中央或地方的"二次立法"，其直接表现为大量层次相对较低的行政法规，更多情况是部门规章、地方性法规、地方政府规章以及大量的"其他相关规范性文件"强势登场，充当着医疗保险制度执行依据的角色。地方性法规和地方政府规章的效力层级并不相同，但由于各地的安排不同，有些地方选择以政府规章的形式来执行医疗保险制度，有些地方则选择以地方政府规章作为医疗保险制度实施的依据。从权力配置的角度来讲，这一现象的本质实际上是行政权对立法权的不当入侵。根据《中华人民共和国宪法》（以下简称《宪法》）第 85 条之规定，作为中央人民政府的国务院，是国家权力机关——全国人民代表大会的执行机关，也是我国的最高行政机关②；类似地，地方各级人民政府是地方各级人民代表大会的执行机关，是地方各级行政机关③。也就是说，无论是中央人民政府还是地方人民政府及其所属部门，其本职均在于执行法律而非行使立法权。但是在基本医疗保险制度领域，由于处于上位的《社会保险法》或"基本医疗保险法"的缺位，各级政府及其所属部门出台了大量层次相对较低的规范性文件来"替代"了本应属于法律的地位。其中，绝大部分是

---

①　参见人力资源和社会保障部《实施〈中华人民共和国社会保险法〉若干规定》（中华人民共和国人力资源和社会保障部令第 13 号）。

②　参见《中华人民共和国宪法》第 85 条。

③　参见《中华人民共和国地方各级人民代表大会和地方各级人民政府组织法》第 54 条。

"其他规范性文件",其次是政府规章和地方性法规,行政法规虽然也有,但数量并不多。这直接架空了我国立法法中有关国家机关权力配置的规定。

如此一来,基本医疗保险制度的实施在耗费了大量的行政立法资源的同时,还导致了医保制度这一领域长期以来一直缺乏高位阶的法律,使得我国在基本医疗保险制度上的法治困境雪上加霜,任重而道远。

(一) 立法权旁落:法律秩序受到冲击

自中华人民共和国建立以来,党和政府始终保持对医疗制度的高度重视,以至于在建国短短两三年间就分别颁布了针对企业职工的《劳动保险条例》(1951年) 和针对国家公职人员的《公费医疗指示》(1952 年) 两部重要文件,初步构建起了劳保医疗和公费医疗两大医疗制度。大概是因为我国法治建设尚在起步阶段,上述两部重要的规定均未以法律的身份呈现,而是由政(国)务院制定并以行政法规或者其他规范性文件的形式公之于众,并以此为实施依据。但是,医疗制度的重要性不言而喻,纵观世界医疗保险制度实施情况良好的诸国,大都有高位阶的法律作为支撑。例如,法国有《健康保险法》[93],日本有《健康保险法》《国民健康保险法》《医疗法》等体系性的医疗法律制度[94],德国有《社会法典第五册——法定医疗保险》《健康改革法》,韩国有《医疗保险法》《国民健康法》[95],荷兰有《医疗保险法》《特殊医疗费用支出法》[96]……如此一般,不胜枚举。鉴于域外诸国医疗保险制度的实践经验,我国亦应尽快推动医疗保险法律体系不断完善,尤其是其中的高位阶法律应当尽快得以制定和出台。

在大陆法系国家,其整个法律系统有着严格的位阶之分。宪法及其相关法位于最高层级,由民意机关制定的法律次之,政府制定的各种法律文件再次之。显见,处于高位阶的法律在整个法律体系中具有更重要的地位,因为它有权对低位阶的法进行合法性审查[97],低位阶的法律性文件必须要以高位阶的法律作为依据。因此,如果以设定法律的方式来推行某一制度,不仅能够体现这一制度毋庸置疑的重要性,而且能够以更为权威、有序的方式迅速达成目标。更为重要的是,法律本身具有的人权、公平、自由等基本价值可以赋予该制度强大的生命力。

然而,我国的基本医疗保险制度显然并没有"享受"到这样的待遇,从萌芽之初便形成了"以政代法"的传统,以至于后来 1998 年的职工医疗制度、2003 年的新农合医疗制度以及 2007 年居民医疗制度三大基本医疗保险制度的建立均是以国务院规范性文件的形式来推动的。直到三大基本医疗保险制度正式形成并且基本实现全民覆盖目标之后的 2010 年,我国才制定了《社会保险法》,该法以第三章的方寸之地共 10 个条款初步搭建起了基本医疗保险制度的框架。但是 2010 年《社会保险法》的出台仍然没有结束基本医疗保险领域"以政代法"的局面。最典型的例子就是,2016 年我国开始着手整合城镇居民和"新农合"两制度时,仍然以国务院规范性文件——《关于整合城乡居民基本医疗保险制度的意见》作为指导文件。

《社会保险法》出台之前，因为没有高位阶的法律，以政策推动医疗制度的改革情有可原，但是《社会保险法》出台之后仍然保持此种惯例则于法无据、于理不合。例如，《社会保险法》第23、24、25 三条分别规定了职工医疗、居民医疗以及农村合作医疗三大制度①，说明将三大基本医疗制度分列并行是《社会保险法》的基本态度，这一态度在该法 2018 年进行修改时亦没有转变。而国务院 2016 年出台规范性文件要求整合城镇居民基本医疗保险和新农合医疗保险进而建立城乡居民基本医疗保险制度，虽然整合两种制度对于我国医疗保险制度的改革而言大有裨益，但这一做法显然是与《社会保险法》第 23~25 条的内容相互抵触的。这种现象的存在，导致国务院出台的规范性文件竟然压过了《社会保险法》相关条文的效力，有悖于法律常识。

再如，根据 2010 年《社会保险法》第 64 条第 2 款规定，社会保险基金应当坚持专款专用原则②，这意味着社会保险基金只能用于公民的社会保险费用开支，任何组织和个人不得以任何理由侵占或者挪用。公费医疗制度成立之初就是因为违反了"专款专用原则"才导致长期以来其开支有增无减，即便后来国家将其费用单列出来，亦未能抑制住公费医疗经费开支不合理增长的不良局面。这是医疗制度史给我们留下的经验。医疗保险基金包含于社会保险基金，当然也应坚持专款专用原则。但是财政部、人力资源和社会保障部、卫生计生委、保监会在 2013 年联合下发的一份规范性文件却打破了这一规定，即使用一部分新农合医疗保险基金和城镇居民医疗保险基金购买大病保险，交予商业保险公司"保本微利"经营③。

可以肯定的是，无论是国务院还是其所属部门，同属于中央一级的国家行政机关，他们出台的文件出发点都是好的，都聚焦于"医改"这一关键举措。遗憾的是，虽然上述国务院及其所属部门的举措对我国医疗保险制度的实施效果而言大有裨益，但其实际上已经打破了《社会保险法》的规定。长此以往，其结果必然是基本医疗保险领域全国人大及其常委会的立法权旁落，仅有的处于高位阶的《社会保险法》被逐渐架空，变得有名无实，进而对现有的法律秩序造成冲击。作为一个法治国家，我国奉行依法治国，实施"依法治国"的基本方略，这始终是我国社会秩序平稳运行的重要保障。如果失去了法治这条道路，我们将南辕北辙[98]。因此，无论哪个领域的改革，都应当问路于法治和法律。

---

① 参见《社会保险法》第 23、24、25 条。
② 参见《社会保险法》第 64 条。
③ 参见财政部、人力资源和社会保障部、卫生计生委、保监会 2013 年《关于利用基本医疗保险基金向商业保险机构购买城乡居民大病保险财务列支办法的通知》（财社〔2013〕36 号）。

(二) 政出多门：阻碍制度统筹进程

在基本医疗制度领域，统筹是大势所趋。其原因在于：我国是社会主义国家，而社会主义的本质要求是共享[99]，其要求医疗保险资源应当平等地分配给每一位中国公民，不能进行差别对待，既包括实质平等，也包括形式平等。如果将"共享"的发展理念具体落实到基本医疗制度改革的领域，便体现为习近平总书记所说的"让人民病有所医""公共服务均等化"[100]。同时，从我国医疗制度的改革历程来看，这一特点也十分明显。1998 年新成立的城镇职工医疗保险一举结束了此前劳保医疗制度和公费医疗制度的分离局面；2016 年国务院提出的整合建立城乡居民基本医疗制度的意见统一了长期分割的新农合医疗制度和城镇居民基本医疗两大制度；2021 年国务院要求建立门诊共济保障机制的意见，其出发点也是"统筹共济"。

基本医疗保险制度统筹的好处在于可以最大限度发挥医保产品的"互济性"，保障全体公民"病有所医"，防止"因病致贫"和"因病返贫"现象的不断发生。而制度统筹的前提则是具有统一的实施规范，且实施规范的级别决定了能够统筹的程度。以医疗机构类型的划分为例，目前我国部分地区在城乡居民基本医疗保险的报销政策中采用了"一级、二级、三级医疗机构"的分类方法，但辽宁省沈阳市却是将医疗机构分为基层、一级、二级、三级、特三级；再如，有些省市的基本医疗保险报销比例区分首次住院和再次住院适用不同的报销比例，但是云南省昆明市则规定不区分住院的次数。事实上，上述情况并非个例。以"居民基本医疗保险"为标题关键词，在"北大法宝"平台检索，可以得到地方法规规章多达 2 130 篇（截至 2021 年 7 月 18 日），其中大部分规定都出自市一级的政府或者人大。医疗保险制度的规定在市一级的地区就呈现出诸多差异，决定了目前城乡居民基本医疗保险制度的统筹级别只能到市一级地区。因此，我们可以发现，基本医疗保险制度改革时，从国务院到部委，再到省级政府，最后到市级政府层层出台规定的做法，已经对该制度的整体进行了层层"肢解"，这大大增加了制度统筹的阻力。故而，如果要加快我国基本医疗保险制度的统筹进程，尽快提高立法的层级想必是一条有效的道路。

第三节　医疗保险基金监管体制改革任重道远

医保基金是医疗保险制度能够正常运转的物质基础。基金的有效使用与管理是整个医疗保险制度的核心[101]。而建立健全医保基金监督管理机制是保障医保基金有效使用和管理的必要前提。从参保人员的角度来讲，加强医保基金的监管、规范医保基金的使用，可以使其有机会分配到更多的医疗资源；从医疗机构的角度来看，建立起医保基金的有效监管机制能够有效提高其所提供的医疗服务质量，从而获得医保基金更加公平的服务购买和支付；而如果着眼于整个医保制度乃至于国家制度的运行来看，建立健全医保基金监管机制是其不可或缺的重要组成部分。但遗憾的是，医保基金的监管一直是我国医保制度的巨大短板[102]，医保服务领域存在着大量违法违规的行为。

与此同时，我们也必须认识到，医保基金的监管被公认为是世界性难题[103]，其原因是医保基金从筹集到使用再到管理，其所涉及的市场主体、业务环节数量十分庞大，每一环节，都代表着一个利益集体，他们的立场并不完全相同，甚至存在不可调和的冲突。就中国而言，医保基金涉及数十万的医疗定点机构、零售药店以及流通企业，还涉及数量多达十几亿的参保人员和金额高达两万亿元的基金收支规模[104]。再者，医保基金使用上欺诈与反欺诈的较量异常复杂尖锐——使用主体多、管理链条长、信息不对称、不确定性大、风险点多等[105]。以上原因的存在，给我国的医保基金监管体制带来了诸多挑战。

一、医保基金监管机制建设仍步履沉重

基于医保基金监管的重要性及其意义，党和国家对于医保基金的监督管理一直保持高度重视。2020 年 1 月 13 日，党的第十九届中央纪委第四次全会要求坚决查处医疗机构内外勾结欺诈骗保行为，建立和强化长效监管机制①。同年 2 月 25 日，中共中央、国务院印发《关于深化医疗保障制度改革的意见》，再一次给予医保基金安全高度重视，要求"必须始终把维护基金安全作为首要任务""要织密扎牢制度笼子"②。2018 年 5 月国家医保局挂牌成立以后，医保基金的监管机制改革开始明显提速。2018 年 11 月，成立仅半年之后，国家医保局办公室联合财政部办公厅印发《欺诈骗取医疗保障基金行为举报奖励暂行办法》（以下简称《骗保举报奖励办法》），该办法以"奖励式"监管方式鼓励举报骗保行为③；次日，国家医保局办公室又单独下发《关于当前加强医保协议管理确保基金安全有关工作的通知》（以下简称《医保协议管理通知》），明确提出与定点医药机构签订服务协议并进行协议管理④。与《骗保举报奖励办法》不同，《医保协议管理通知》将协议

---

① 参见《中国共产党第十九届中央纪律检查委员会第四次全体会议公报》，中央纪委国家监委官网 https://www.ccdi.gov.cn/xxgk/hyzl/202001/t20200116_207878.html，最后访问日期：2021 年 7 月 19 日。

② 参见中共中央、国务院《关于深化医疗保障制度改革的意见》（2020 年）。

③ 参见国家医保局办公室、财政部办公厅《关于印发〈欺诈骗取医疗保障基金行为举报奖励暂行办法〉的通知》（医保发〔2018〕22 号）。

④ 参见国家医保局办公室《关于当前加强医保协议管理确保基金安全有关工作的通知》（医保办发〔2018〕21 号）。

管理作为基金监管工作的主要抓手。可见，国家医保局针对医保基金的监管体制采取了各式各样的创新措施。

2019 年，继《关于做好 2019 年医疗保障基金监管工作的通知》之后，国家医保局办公室又下发《关于开展医保基金监管"两试点一示范"工作的通知》，加大医保基金监管改革力度。2020 年 6 月，鉴于医保基金监管体制改革形势依然严峻，国务院办公厅印发《关于推进医疗保障基金监管制度体系改革的指导意见》，提出"建成医保基金监管制度体系和执法体系，形成以法治为保障，信用管理为基础，多形式检查、大数据监管为依托的多元监管体系"的改革目标①。到了 2021 年，国家对医保基金的监管体制改革态势不减。1 月，国务院以行政法规的形式出台《医疗保障基金使用监督管理条例》，为医保基金的监管提供了较高层级的法律依据。6 月，国家医保局制定发布了《规范医疗保障基金使用监督管理行政处罚裁量权办法》，该办法对涉及医保基金的违法行为从处罚裁量基准、幅度、情节、处罚力度等多个方面进行了较为详细的规定，以保障医疗保障行政部门合法、合理、适当地行使行政处罚裁量权②。

总的来说，得益于中央政府的高度重视，各类关于医保基金监管的文件密集出台，我国的医保基金监管体制改革也已经取得了诸多成果；但是必须清醒地认识到当前我国的医保监管体制还存在不少问题，在未来很长一段时间内，改革的步伐依然沉重。

二、我国医保基金监管体制面临的挑战

（一）我国医保监管法规不健全

一方面，作为一个法治国家，无论进行哪个领域的改革都必须要以法律为依据，进行医保基金的监管体制改革也不例外。而对于我国的医疗保险制度改革来讲，到目前为止仍然没有一部专门的立法，更遑论医疗保险基金监管的专项立法。即便是 2021 年 5 月 1 日起开始生效实施的《医疗保障基金使用监督管理条例》，也只能归属到行政法规的位阶。另一方面，监管法规与法律之间尚有需要协调之处。《社会保险法》第 80 条规定，统筹地区人民政府应当成立社会保险咨询委员会，对基金的使用、收支等情况进行掌握和分析，且社会保险经办机构需要向其汇报有关情况。但是在本次的《医疗保障基金使用监督管理条例》中并没有体现出这一要求，仅在第 34 条提出了社会监督，但是根据体系解释的方法，此处所说的社

---

① 参见国务院办公厅《关于推进医疗保障基金监管制度体系改革的指导意见》（国办发〔2020〕20号）。

② 参见国家医保局《关于印发〈规范医疗保障基金使用监督管理行政处罚裁量权办法〉的通知》（医保发〔2021〕35号）。

会监督似乎是指社会舆论监督。因此，应当尽快理顺两处条文间的关系。

（二）监管模式缺陷

其一，我国一直以来实行的监管模式均是以行政监管为主，其效果往往不尽如人意，即便是新出台的《医疗保障基金使用监督管理条例》依然没有改变这一局面，这一点从该条例第23条就可以管窥①。以行政主导的监管模式并不是完全不妥，例如，英国便是采取这一模式进行本国医保基金的监管，而且取得了良好的效果[106]。但是毕竟国情不同，我国医保基金在运行上已经是由政府主导，若再实行行政监管主导的模式，就会导致"自我监管""裁判下场踢球"的尴尬局面，其结果是导致监管流于形式、监管低效等一系列的问题[107]。再者，医保基金的使用实际与医疗机构及医务人员的医疗行为有着千丝万缕的联系，由于专业壁垒，这些不合理医疗行为往往非常隐匿，难以被发现，也不便于纳入法律法规范畴，这大大缩小了行政监管模式发挥作用的空间[108]。近来也有学者指出，我国应协调协议管理和行政监管以提升医保基金的监管效果[109]。

其二，行政监管主体过于分散，监管效率难以提升。世界各发达国家医保监管的经验告诉我们，实施医保基金监管须以专职主管部门为基础。如英国、法国、加拿大、日本等国分别组建了社会保障部、社会事务和就业部、卫生和福利部、厚生省等各种专门部门对医保进行专门监管[110]。然而，目前我国医保监管机关的数量较多，医疗保障、卫生健康、中医药、市场监督管理、财政、审计、公安等各行政部门的职责中均涉及一定的医保监管职责，且除了医疗保障部门，《医疗保障基金使用监督管理条例》并没有将其他主体的职责予以明确界定。这样的情况导致医保基金在运行过程中，不能有效地针对出现的问题进行管理。譬如，在审批环节，如果部门之间相互推卸责任，则极易导致监管效果和效率都有所折损[111]。

其三，监管对象列举尚未完全，监管效果难以呈现。《医疗保障基金使用监督管理条例》首次从法律层面阐明了医疗保险涉及的三个法律主体——医疗保障经办机构、定点医药机构、参保人员[112]。但是实践中许多不合理的医疗行为实际上与医疗工作人员不无关系，甚至有学者认为应当将"自我规制"作为医疗服务者的一项法定义务[113]。医疗人员既是医疗行为的承担者，在一定程度上也掌握了是否购买医疗服务的决定权[114]。这一特点的存在使医患双方产生了严重的信息不对称，给医疗工作人员诱导患方提出更多的医疗需求留下了空间。实践中，医疗机

---

① 参见《医疗保障基金使用监督管理条例》第23条：医疗保障、卫生健康、中医药、市场监督管理、财政、审计、公安等部门应当分工协作、相互配合，建立沟通协调、案件移送等机制，共同做好医疗保障基金使用监督管理工作。医疗保障行政部门应当加强对纳入医疗保障基金支付范围的医疗服务行为和医疗费用的监督，规范医疗保障经办业务，依法查处违法使用医疗保障基金的行为。

构或医药公司往往将本单位的产品推销者以"医药代表""药代"的形式专门派到医院，与有关科室的医生进行专门对接，以增加其医疗产品的使用量，最终增加销量。因此，医保基金的监管主体应当覆盖医疗工作人员。再者，当前我国医疗市场的现状具有"公立医疗机构垄断"的特征，公立机构提供了大部分的医疗服务，由此也使用了绝大部分的医保基金[115]。虽然《医疗保障基金使用监督管理条例》提出的监管对象已经囊括了定点医疗机构，但是由于监管执法"选择效应"①的存在，我国的医保基金监管体制应当更加强调对公立医疗机构的监管。

（三）监管团队专业性不足

对医疗服务领域欺诈骗保问题的调查，不可避免地需要涉及相关的专业知识[116]，例如会计、审计、法律以及医学等多方面的综合知识[117]。然而，现实中，我国医保监管部门不仅人员少，多数经办机构尤其是地市级以下的经办机构存在着工作量大、人员编制不足的问题，而且具备医学背景的人员更为稀缺。监管机构工作人员的专业素质上的不足则导致了医保基金监管力量的薄弱，这使得实际执行监管的基层机构的检查压力很大，检查容易出现不到位[118]。因此，我们在完善医保监管体系建设的基础上，还应着力加强医保监管队伍的专业化建设，通过专业教育、业务培训等多层面的方式不断提升监管人员的业务水平[119]。

第四节　医疗保障制度中机制衔接不畅触发"健康矛盾"

一、大病医保与医疗救助缺位倒逼网络众筹治病频现

随着我国社会发展进入新时期，经济社会面貌日新月异、人口结构及疾病流行途径不断改变、医疗技术不断提升，全社会对医疗服务的需求将会愈发强烈，这意味着医疗费用也会随之水涨船高。故此，新发展时期我国社会对医疗保障基金的筹集水平提出了更高的要求，人民大众比任何时候都更加需要一套公平、有效、可持续的医保基金筹资与运行体系[120]。当遭遇重大疾病时，这样的需求往往会更加强烈。正因为此，重大疾病一跃成为"因病致贫""因病返贫"的重要因素之一。具体而言，当前的医疗保障体制中大病医保与医疗救助缺位倒逼网络众筹

---

① "选择效应"在医保基金监管领域主要体现为执法部门的群体性偏好，如俗称的"捏软柿子"。将主要精力集中于民营机构，对民营机构发现的问题处罚更重些；对公立部门欺诈骗保问题，可能会网开一面甚至视而不见，或处罚起来轻描淡写。选择性的后果是执法宽严无序，损害公平性，应该加以避免。参见黄华波《浅议医保基金监管的体制性特点、机制性问题与长效机制建设》，载《中国医疗保险》2020年第4期，第23页。

治病频现。近年来涌现出诸多众筹治病公益平台，"轻松筹""水滴筹"等为其中的典型代表。有学者统计发现，截至 2016 年 12 月 6 日，轻松筹平台注册用户数、筹款项目数、发生的支持次数分别高达 1. 152 亿、140 万项、2. 264 亿次[121]。以水滴筹为例，水滴筹 2019 年助推大病家庭共计筹集救助款超过 130 亿元，全年累计产生超 4 亿次爱心赠予行为①。如此巨大的资金筹集需求一旦得不到法律制度的回应，转而就会成为社会发展的成本，从而拖累社会发展的质量。大病医保的缺位主要表现为大病界定标准不统一，进而导致法律属性不明晰。我国对于大病的界定分为两种方式：一是医学角度的大病（根据病情严重程度）；二是经济学角度的大病（根据所需费用的多少）。这就导致了各地执行标准不一，有的是按照医学标准界定，如上海；有的则是二者并用，如江苏[122]。医疗救助制度的缺位，主要原因在于信息机制的不畅通，这直接导致政府的救助款项难以定位到需求者。综合上述两大因素，于是就出现了生活中屡见不鲜的网络众筹治病事例，给一个个不幸的家庭造成了"健康贫困"。

二、医疗资源供给严重失衡导致"医闹"现象高发

近年来，各种暴力伤医事件层出不穷，医患关系呈现十分紧张的态势。2016 年 5 月 5 日下午，广东省人民医院一名刚退休的医师被犯罪嫌疑人尾随至家后砍伤，身中 30 余刀，生命垂危，犯罪嫌疑人曾是该名医师的患者，并在砍人后跳楼自杀②；2019 年 12 月 24 日，民航总医院一接诊医生被患者家属被持刀扎伤，颈部严重损伤，后抢救无效死亡③；2020 年 3 月 19 日午后，鄂尔多斯市一医院主治医师被患者刺伤，随后该犯罪嫌疑人被警方逮捕④……诸如此类，难以穷举。这些事件往往被媒体称作"医闹"。

可以毫不夸张地说，"医闹"问题已经成为加剧医患关系紧张性的重要因素，成为社会不稳定因素的重要组成部分。"医闹"问题的治理和杜绝已经成为当今社会不可绕开的话题。但是由于"医闹"问题具有复杂性，其往往表现刑事、民事甚至行政相互交织的形态。为解决"医闹"问题，中央及各省纷纷出台措施严厉

---

① 数据来源："水滴筹"官网 https://www.sogou.com/link?url=hedJjaC291PJy_1v4RiC___365QRMKu7W06jqesMEqQY，最后访问日期：2021 年 7 月 20 日。

② 参见《广东退休医生被人尾随回家连砍 30 多刀　嫌犯坠楼身亡》，凤凰网 https://www.sogou.com/link?url=6IqLFeTuIyh9rnnE9m9FAgZS9iYGgiXMcQqD5Cpj3wMJnVZoLmjpqgXmSuerQV0yN_5S6xI2ChAHMtTa4ZJ0RQ.，最后访问日期：2021 年 7 月 20 日。

③ 参见《民航总医院通报伤医事件　多部门强烈谴责暴力伤医》，人民网 http://health.people.com.cn/n1/2019/1231/c14739-31530694.html，最后访问日期：2021 年 7 月 20 日。

④ 参见《暴力伤医犯罪嫌疑人王继忠被以涉嫌故意杀人罪批准逮捕》，正义网 http://news.jcrb.com/shxw/202003/t20200324_2134722.html，最后访问日期：2021 年 7 月 20 日。

打击"医闹"事件。譬如，2013年国家卫计委开展一年为期的"医闹"整治行动；2014年浙江高院出台文件要求严厉追究"医闹"者刑责；2015年，"医闹"入刑；2016年深圳出台首部地方性医疗综合法规，严厉惩治"医闹"肇事者；2019年南京将"医闹"列入失信惩戒目录。

1. "医闹"的内涵界定

欲解决"医闹"问题，我们首先要做的就是清晰地界定其含义，之后才能据此去探讨更为深层次的问题。而在讨论"医闹"的内涵之前，有必要先辨析与之相关的两个概念——医疗纠纷与暴力伤医，因为上述三个相关的概念对于明晰"医闹"的含义及界限有重要作用。

（1）"医闹"与医疗纠纷。对于医疗纠纷的含义，在2018年由国务院颁布的《医疗纠纷预防和处理条例》的第2条有较为明确的界定，所谓医疗纠纷，乃是医患双方因诊疗活动引发的争议①。这一定义极为精简，为了深入探究，有学者对此作了更为详细的定义：在医疗领域，医患双方就医疗服务各方面（如过程、结果、费用等）持不同的认知而发生的各种争议和纠纷[123]。该定义具有以下几个方面的特点：其一是发生领域的限定性，即医疗纠纷必须发生于医疗领域内，若发生在其他领域，则不称其为医疗纠纷；其二是原因的限定性，即医疗纠纷只能是因医疗服务而引起的，所谓因医疗纠纷而引起是指医疗服务是原因，医疗纠纷是结果；其三是主体的限定性，医患纠纷只能发生在医患双方之间，当然此处的患方并非仅指患病之人，还应包括其家属；其四表现为对医疗过程持不同的认知，不同的认知代表看待问题存在分歧，进一步演变之后就成为纠纷。同时还可以看出，"医疗纠纷"一词并不具有任何的责任归属判断，纠纷双方的责任分配有待进一步明确。

"医闹"与医疗纠纷的关系则可以表述为：当医疗纠纷不能得到妥善处理而导致患方以不恰当甚至违法的方式向医方主张权利时，医疗纠纷即演变为"医闹"。据学者统计，"医闹"事件的数量占"医疗纠纷"数量的10%~20%[124]。

（2）"医闹"与暴力伤医。就目前来看，"暴力伤医"一词仅出现在媒体的新闻标题之中，尚不存在明确的官方使用记录。对于其含义，我们一般理解为侵害人使用暴力方法对医生的人身进行攻击，致其身体健康受到损害。从该词的含义来看，对于侵害者的身份并未作明确要求，但就一般情况而言，侵害者往往属于患方。来自原卫生部发布的数据显示，全国医疗暴力事件的发生数量在2006—2010年大幅上升，从10 248件陡增至17 243件，在这些事件中，医务人员往往是直接受害人[125]。中国医院协会也曾发布《医院场所暴力伤医情况调研报告》，该

---

① 参见国务院《医疗纠纷预防和处理条例》第2条。

报告显示，医务人员遭受人身攻击（主要表现为侮辱、威胁、伤害）的频率逐年递增[126]。由此观之，"医闹"与"暴力伤医"的关系表现为：暴力伤医属于医闹的一种具体形式，而且属于主要表现形式。

（3）"医闹"含义的界定。"医闹"在法律上尚未形成明确定义。为便于研究，有人将其作为一种身份来定义，即所谓医闹，系指试图从医疗纠纷中获取非法利益的人，既包括患方，① 也包括受雇于患方的职业医闹者[127]；也有学者将其归属于行为范畴，并作出"暴力与非暴力"或者"维权与牟利"的类型划分；又或者对其进行笼统定义，即指在医疗纠纷中使用暴力或者各种违法方式阻止其他患者就医、阻止医务人员行医以及直接对医疗机构进行威胁[126]。笔者赞同最后一种定义，理由是：不管其目的如何，"医闹"行为始终未能脱离暴力或者其他违法手段，这显然与我们构建社会主义和谐社会的目标是背离的，因此应该进行全面规制。故而我们对于"医闹"的定义无须加以区分，也不应将其作为一种身份范畴来加以定位，否则难以达到规制的目的。综上，"医闹"的含义应该定义为：在医疗纠纷中，使用暴力或者其他非法方法阻止他人就医、医务人员行医或者对医疗机构施压的行为。

2."医闹"问题的本质特征

关于"医闹"问题的本质，从不同的角度来探究可以得到不同的结果。站在法学的角度，将"医闹"行为置于法学的权利体系之下，有学者认为"医闹"的本质乃是医改市场化导致的医方逐利性与患者的权利意识发生激烈碰撞的产物[128]，还有学者认为"医闹"问题是因为医患双方缺乏足够的信任而导致[129]。这一观点实际上是将"医闹"问题看作一种患者情绪化的产物，按照这种思路，对于"医闹"问题的规制则应求助于严厉的措施。但"只堵不疏"的方式并不能根治问题，因此我们还需要站在患方的角度用更为理性的方式来分析"医闹"的本质。这就是法律经济学上"理性人"的假设，即患者之所以选择"医闹"这种方式，是因为相比其他方式而言，这一行为能使之以最低的行为成本获取最高的利益。因此，我们可以得出以下关于"医闹"问题本质的结论：

（1）"医闹"问题源于医疗服务领域患方强烈的医疗服务需求。随着我国社会发展进入新时期，经济社会面貌日新月异、人口结构及疾病流行途径不断改变、医疗技术不断提升，全社会对医疗服务的需求将会愈发强烈，其直接结果就是医疗费用变得越来越高。当患方花费高昂的医疗费用时，必然也会对高质量的医疗服务有所期待[130]。而"医闹"问题便是源于这一期待未能得到满足。

---

① 参见《暗访职业"医闹"：个性化服务，给多少钱闹多大事》，中国新闻网 https://www.sogou.com/link？url＝DSOYnZeCC_rz88Xns-EirBVBXAc9_CZBAQqqWHnTX_0CqBuTMHGtnegliAOlwMqI0ztd7q5nl6o，最后访问日期：2021年7月20日。

（2）"医闹"问题与医方匮乏的医疗服务质量有关。医疗资源分配不均衡、医疗行为不规范致使医方不管在量与质上都只能提供质量有限的医疗服务[131]。研究显示，在所有的医疗纠纷中，医方应当负有责任的比例高达80%[132]，这便是最好的佐证。公民对疾病具有难以避免的恐惧，因为疾病事关其生命健康。自古以来便有"黄金有价药无价"的说法，虽然有夸张的成分，但其表明的是人们为了摆脱疾病，即便付出高昂的代价，也在所不惜。当患者消费就医后，如果其疾病不能得到有效遏制，则会致其产生一种"人财两空"的不满心理，于是就容易滋生对医疗人员的不满情绪，遂产生"医闹"事件。

（3）放纵"医闹"问题会使医患关系陷入更为紧张的局面。可以毫不夸张地说，"医闹"问题没有赢家。对于患方而言，耗费时间、精力和金钱之后，没有获得有效的救治，是其采取"医闹"行为的主要诱因。然而，"医闹"行为并不会弥补其前述损失，也不会使其疾病好转，更为糟糕的是，"医闹"可能会令其付出更大的代价——相关的民事、行政乃至于刑事责任。对于医方而言，遭遇"医闹"的压力和风险会促使其采取"防御性"的医疗方式以图规避可能产生的医疗责任，诸如要求患者及其家属签署各种各样的责任书、承诺书，医疗人员甚至可能会产生不满情绪，等等。总之，"医闹"行为的不断发生必然会导致医患双方本就脆弱的信任进一步丧失，医患关系的紧张程度进一步扩大。

第三章 构建普惠医疗保障制度的必要性和可行性

普惠医疗保障制度是指能够为全体公民提供平等的医疗保障待遇，使之能够获得与自身所患疾病相适应的医疗救治服务。由于当前我国的医疗保障制度尚存在诸多弊端，所以构建普惠医疗保障制度具有多方面的价值和意义，包括补足我国医疗保障的法治短板、消除人民群众的"健康矛盾"、实现健康公平。同时，我国建立普惠医疗保障制度还具有深厚的物质基础、坚实的法理基础和牢固的政策基础。因此，国家应当将普惠医疗保障制度纳入医疗保障制度改革的路径选择范围。

第一节 普惠医疗保障制度的内涵

一、"普惠"的内涵

1. "普惠"成为官方常用语

"普惠"一词近年来频繁出现在党中央和国务院的报告、政策文件中。譬如，2021年6月，国家发展改革委员会联合民政部、国家卫生健康委员会发布的《"十四五"积极应对人口老龄化工程和托育建设实施方案》（〔2021〕895号）中，"普惠"一词被使用了34次；2020年12月国务院办公厅印发的《关于促进养老托育服务健康发展的意见》（国办发〔2020〕52号）中，"普惠"一词被使用了8次；2019年10月国家发展改革委员会、国家卫生健康委员会联合印发的《支持社会力量发展普惠托育服务专项行动实施方案（试行）》中，有42次明确使用"普惠"一词。这是与我国新时代实现共同富裕、保障民生、城乡一体化等社会发展目标相一致的。

在各种文件中，该词语的含义虽然没有明确界定，但其通常与"养老""托育""医疗"以及"公共服务"等术语连在一起。事实上,"普惠"一词在不同的语境下有不同的解释。在金融制度中,有普惠制金融的说法,即金融机构能够有效地、全方位地、合宜地为社会所有阶层和群体提供优质的金融服务[133]。在养老制度中,有人建议给农民发放养老金,即只要是该国农民从事农业劳动达到一定年限,一旦退休就有权利享受养老保障金[134],改变过去只有城市人才享受退休保障的状态。也有人提出我国应构建普惠养老保险制度,受益人为全中国公民,从而实现全民养老待遇平等,保障所有老年人的人格尊严和适当的生活水平[135]。在社会福利领域,"普惠"一词往往是指国家福利应惠及所有人,也就是"针对全体国民"而言的[136]。在国家义务教育领域,"普惠"主要是指国家公共教育机构要"普遍惠及"每一个学龄的孩子,应体现"无歧视性或普及性"[137]。可见,对于"普惠"的定义,学者们主要基于制度所针对对象的广泛性来展开讨论。此外,"普惠制金融"还强调"有效性",这是从制度实效的角度来对"普惠"进行的考察。

2. 普惠医疗保障制度的界定及特征

在医疗保障领域,目前尚未有学者对"普惠医疗保障制度"进行准确定义,但是可以尝试通过借鉴前述其他领域对"普惠"定义的方式来界定它。普惠医疗保障制度是指能够为全体公民提供平等的医疗保障待遇,使之能够获得与自身所患疾病相适应的公共医疗服务的法律制度。通俗来讲,"不论高低贵贱、不分富裕贫穷、不论男女老少,不管宗教民族,凡是中华人民共和国公民在患病时,都能够得到准确诊断、及时救治、有效消除病痛,无须为此支付超出自己经济能力范围之外的任何费用"。

从上述定义可以看出,普惠医疗保障制度具有以下特征:①广泛性。即针对全体公民而设立,该制度可以将所有公民,无一遗漏地纳入覆盖范围,使任何公民都有获得医疗保障待遇的机会。②平等性。其平等地对待全体被保障对象,所有被纳入覆盖范围的公民都可以获得平等的医疗保障待遇。③适度性。该制度为公民提供的医疗保障待遇都是与公民所患的疾病相适应的,被保障对象的医疗需求既不被抑制,亦不会被无限满足,医疗资源能够得以合理配置,不被浪费和不合理使用。

该制度的目标,是使全体公民都有相同的机会获得维持生命健康的医疗保障待遇。

二、"普惠"的战略价值

(一)普惠医疗是实现人民美好生活的基础

党和国家对医疗保障问题始终保持深切关注和高度重视。党的十九大报告指出，我国社会当前的主要矛盾已经发生变化，即"人民对美好生活的需要同不平衡不充分的发展之间的矛盾"。普惠医疗保障制度是实现人民美好生活的基础，只有每个人都身心健康、精神愉悦，才能通过社会合作实现自我价值和社会价值。因此，人民的美好生活必须要以身体健康作为基础，否则"美好生活"便无从谈起。基于此，党中央在十九大提出了实施健康中国战略的重大决策部署，将"建设人人共建共享的健康中国"作为我国社会发展的重要目标①，把人民的生命健康提到了前所未有的高度。目前，我国医疗制度改革已进入关键时期，国家卫健委亦牵头召开了多个研讨会解决老百姓"看病难"和"看病贵"的问题②。要解决人民群众的健康问题，必然绕不开的话题就是必须要建立健全医疗保障制度。经过多年的发展，我国的医疗保障体系已经初步建成，但颇为遗憾的是，仍有些许不尽如人意之处需要继续改进，譬如，医疗保障领域法治短板明显、统筹级别低、待遇差距悬殊等。在此背景之下，构建普惠医疗保障制度对于我国社会发展而言，具有不言而喻的作用和意义。

（二）"普惠"使公共领域更强地体现社会主义优越性

"普惠"的战略价值不仅可以体现在医疗保障领域，作为一种理念或者原则，它还可以适用于社会保障制度的其他领域。如在生育保险领域，2016 年国务院就研判我国人口可能会持续下降，人口老龄化不断加剧，并基于此提出了"人口均衡发展国家战略"③，在国务院发布的《国家人口发展规划（2016—2030 年）》中，有明确的表述。联合国发布的《2019 年世界人口展望》显示，中国的人口将在 2019 年至 2050 年间减少 3 140 万[138]，联合国的报告证明了国务院在 2016 年的预判。这表明我国实现人口均衡发展的目标仍然有难度。习近平总书记在 2021 年中央人才工作会议上指出，"国家发展靠人才，民族振兴靠人才"[139]。人口是社会发展的主体，是源源不断的人才力量之所在。由此可见，实施积极的人口政策，全面降低公民的生育成本，促进人口出生率的提高已经成为当下我国经济社会发展的不二选择。普惠性的生育保险制度在适用对象上具有广泛性，在制度效果上具有适度性——免去女性因生育行为而产生的所有直接成本，即女性公民因生育所产生的所有医疗费用以及在此期间因不能劳动而失去的收入都可以通过生育保

---

① 参见《全面实施健康中国战略》，人民网 https://www.sogou.com/link?url=a8xlm0X2uvd7-u-nR9n-upU2WhLNU-EkWxeQDWjy8IMLNbp96gIsFRmfy_uj9Gr_KBaiG7ygBCM4d2X6F0SQYA，最后访问日期：2021 年 6 月 25 日。

② 参见《解决看病难、看病贵，今年试点省份这样做》，新华网 https://www.sogou.com/link?url=DSOYnZeCC_rFnAdVO_Rb-VWSPSk83357rsEqMOO7nn_K9ECqOndLPgQKbzkSi06QxmQ1_2m9lgEGRSeVEFF0Nw，最后访问日期：2021 年 6 月 25 日。

③ 参见国务院《关于印发〈国家人口发展规划（2016—2030 年）〉的通知》（国发〔2016〕87 号）。

险制度获得一定补偿。故此，普惠性的生育保险制度能够服务于"积极应对人口老龄化""人才强国"等国家战略。例如 2019 年国务院办公厅印发的《关于全面推进生育保险和职工基本医疗保险合并实施的意见》，通过推动生育保险和医疗保险的合并，① 使医疗保障制度"普惠性"涵盖生育保险。二者共同服务于我国"国民大健康和人力禀赋优势"的大局，发挥社会主义制度的优越性，使所有生育期女性获得公平待遇和职业安全保障。

此外，在公共教育、公共养老、公共卫生等领域的普惠制度建设，都体现了社会主义优越性。

第二节　建立普惠医疗保障制度的必要性

一、补足健康保障的法治短板所必需

当前，我国在医疗保障制度领域，法治短板较为明显，主要体现为：

（一）缺少高层级的法律规范

到目前为止，我国尚未针对基本医疗保险进行专门立法，几大制度散落在不同的法律文件中。其中，虽然医疗保险制度被规定在《社会保险法》中，但是在实际执行上还是以国务院及其所属部门、地方各级政府发布的行政规范性文件为参照依据；而医疗救助制度、大病保险制度、商业健康保险制度则自始至终都未能进入法律层面的文件。缺少高层级的立法作为执行依据使得医疗保障制度在实施过程中的权威性不足，进而可能导致实施效果的折损。纵观国际上医疗保障制度建设取得良好效果的国家，在进行医疗保障制度的建立和改革时，几乎全部坚持立法先行[140]。

（二）行政规范性文件泛滥

以"基本医疗保险"为标题关键字在北大法宝平台检索，截至撰文之际②，可得行政法规 12 部、部门规章 151 部、地方性法规 14 部、地方政府规章 154 部、地方性规范文件则高达 6 346 部。这不仅击碎了基本医疗保险制度的体系性，甚至可能出现违反法治规律的现象。例如，2010 年版《社会保险法》第 64 条第 2 款规

---

① 参见国务院办公厅《关于全面推进生育保险和职工基本医疗保险合并实施的意见》（国办发〔2019〕10 号）。

② 检索日期：2021 年 9 月 6 日。

定，社会保险基金专款专用，任何组织和个人不得侵占或者挪用①。但是由财政部、人力资源和社会保障部、卫生计生委、保监会在 2013 年联合下发的一份规范性文件却打破了这一规定，即可以使用一部分新农合基金和城镇居民医保基金购买大病保险，交予商业保险公司"保本微利"经营②。这一做法或许可以产生实质性的制度效果，但显然是与《社会保险法》的规定不相符合的。普惠医疗保障制度具有高度的统筹性和平等性，因此只需在国家层面出台一部统一的规范性文件——医疗保障法，各级行政机关统一执行即可，这可以一举补齐当前我国医疗保障制度领域的法治短板。

二、消除"健康矛盾"的必由之路

虽然我国在医疗保障制度领域已经取得了不菲的成绩，但是在实效方面仍然有所欠缺，各种"健康矛盾"尚未得到妥善解决。

（一）网络"众筹治病"现象频现

人民群众在遭遇大病时会面临大大超出自己经济承受能力的医疗费用，于是只能转向社会求助，以互联网技术为支撑的"网络众筹"随即兴起。以水滴筹为例，其在 2019 年助推大病家庭共计筹集救助款超过 130 亿元，全年累计产生高达 4 亿次的爱心赠予行为③。如此巨大的资金需求，其所反映出的是人民大众在疾病面前的无奈，更说明国家的医疗保障制度尚有改进的余地。

（二）"医闹"事件高发

据学者统计，仅 2020 年上半年在网络上曝出的"医闹"事件就高达 14 件之多[141]。近年来，甚至出现了"软医闹"的说法④。高发的"医闹"事件令医务人员的人身安全和医疗机构的医疗秩序遭到严重挑战。因此，在 2015 年颁布的《刑法修正案（九）》将"医闹"正式入刑⑤。遗憾的是，此举并未产生理想的惩治效果，"医闹"事件仍然层出不穷[142]。究其根本，"医闹"事件的产生是由于医

---

① 参见 2010 年版《社会保险法》第 64 条。

② 参见财政部、人力资源和社会保障部、卫生计生委、保监会《关于利用基本医疗保险基金向商业保险机构购买城乡居民大病保险财务列支办法的通知》（财社〔2013〕36 号）。

③ 数据来源："水滴筹"官网 https://www.sogou.com/link?url = hedJjaC291PJy_1v4RiC__365QRMKu7W06jqesMEqQY，最后访问日期：2021 年 7 月 20 日。

④ 即在网络上语言中伤医疗机构和医务人员。参见罗志华：《"软医闹"案的多重警示意义》，载《河南日报》2021 年 3 月 18 日，第 007 版。

⑤ 参见《刑法修正案（九）》第二百九十条第一款规定："聚众扰乱社会秩序，情节严重，致使工作、生产、营业和教学、科研、医疗无法进行，造成严重损失的，对首要分子，处三年以上七年以下有期徒刑；对其他积极参加的，处三年以下有期徒刑、拘役、管制或者剥夺政治权利。"

方没有为患方提供足够、规范的医疗服务。研究显示，在所有的医疗纠纷中，医方应当负有责任的比例高达 80%[133]，这便是最好的佐证。所以，面对"医闹"事件，"只堵不疏"的政策难以治本，有效的解决办法应当是为患者提供高质量的医疗服务。

（三）"骗保"现象屡禁不止

严重如 2015 年贵州省六盘水市、安顺市定点医疗机构"塌方式"的骗保行为[143]。时至今日，"石河子中医院等 10 家医院因欺诈骗保被曝光（2021 年 5 月 10 日）""昆明市医保局调查昆明普济医院多次恶劣骗保（2020 年 4 月 24 日）"①……诸多的"骗保新闻"依然在主流媒体网站层出不穷。"骗保"行为与医疗保障制度诱发的道德风险密切关联[144]。

前述三种社会现象其实表现的是人民群众在身体健康这件大事上现存的矛盾，即"健康矛盾"——一边是通过"网络众筹"来获取医疗资源，另一边则是通过"骗保"行为来侵蚀医疗资源，同时还伴有"医闹"事件对医疗秩序的冲击。解决这些"健康矛盾"的有效途径应当是整合医疗保障制度，使所有公民能够获得平等且足够的医疗保障待遇，这也是构建普惠医疗保障制度的必要性所在。此外，在重大疾病的冲击之下，居民会将更多的家庭收入投入医疗服务的购买支出上，就会导致其整体生活质量下降，进而又会造成营养不良与体质下降，带来更多的健康问题，如此周而复始，形成恶性循环。普惠型医疗保障可以有效帮助居民对抗重大疾病的侵袭，从而使居民生活质量得到保障[145]。

三、实现健康公平所必备

健康公平是指所有公民都能够享有平等的健康权，它意味着要消除各社会群体之间不公平的健康差别，消除那些由社会原因造成的健康不平等现象[146]。世界银行在 1993 年的发展报告中，就提出各国政府要为国民提供公平的医疗服务[147]。联合国的世界卫生组织也经常强调以政府为责任主体为全国公民提供公平卫生服务的重要性。政府是为了每一个公民的生命和财产安全而存在的，政府的一切都是为了公众福利[148]。因此，社会成员获得公共卫生服务应当由需求决定，而不因他们的社会地位、收入水平等因素有差别[81]。在《2030 可持续发展议程》中，联合国呼吁各成员国将"确保普及性健康和健康保健服务、实现全民健康保障"作

---

① 以"骗保"作为关键词在人民日报官网进行检索所得。《石河子中医院等 10 家医院因欺诈骗保被曝光》，http：//xj. people. com. cn/n2/2021/0510/c186332-34718119. html；《石河子中医院等 10 家医院因欺诈骗保被曝光》，http：//yn. people. com. cn/n2/2020/0424/c378439-33971811. html。最后访问日期：2021 年 7 月 17 日。

为本国公共行政的主要目标（SDGs3）[82]。我国作为联合国的成员国，积极主动响应其呼吁，制定了《"健康中国 2030"规划纲要》。在该纲要中，中央政府明确提出在制定所有公共政策时，将健康作为重要因素考虑并融入进去，全方位、全周期维护和保障人民健康①。

不管是从国际层面来讲，还是从国家层面来讲，医疗制度的"公平性"都应该是国家、社会以及公民追寻的目标之一。值得一提的是，英国医疗保障制度从建立至今，经历了多次改革，但始终秉持着城乡一体化的公平理念，从未改变[149]。医疗保障制度的公平是健康公平的题中应有之义。但当前我国的医疗保障制度公平性仍有欠缺。例如，2020 年职工医保的全国平均报销比例可达 85.2%，而居民医疗保险的平均报销比例则只有 70%②。此外，优质医疗资源分布不均衡[76]，中西部地区、农村地区的公民对于优质医疗资源的可及性较低[77]。这些与健康公平的理念是相互违背的。构建起普惠医疗保障制度之后，凡是我国公民都可以享受到平等的医疗保障待遇，不会因为收入、身份等各种因素出现系统性差异，从而保证健康公平的实现。

第三节　建立普惠医疗保障制度的可行性

一、深厚的物质基础

强大的物质基础是制度能够建立与运行的前提[150]。从我国当前的国情来看，建立普惠医疗保障制度并非"从零开始"，而是具有坚强的物质基础。这主要表现为以下几个方面：

（1）经过多年的努力，我国在医疗保障制度领域取得了巨大成就，成功构建起以城镇职工基本医疗保险、城乡居民基本医疗保险等社会医疗保险制度为主体，以医疗救助制度、大病保险制度和商业健康保险制度为辅助的覆盖全民的医疗保障体系[151]，初步实现了我国全体国民"病有所医"的公共目标[152]。我国政府在 2016 年荣获国际社会保障协会授予的"社会保障杰出成就奖"，足以证明我国在包括医疗保障在内的社会保障领域取得的巨大成就。

（2）近些年来，我国在医疗资源方面初步展现了雄厚的积累。根据国家卫生

---

① 参见中共中央、国务院《"健康中国 2030"规划纲要》。

② 参见《2020 年全国医疗保障事业发展统计公报》，国家医保局官网，http://www.nhsa.gov.cn/art/2021/6/8/art_7_5232.html，最后访问日期：2021 年 9 月 6 日。

健康委员会统计数据，2001 年年末全国共有医疗卫生机构数达 33.03 万个，床位 320.12 万张，卫生人员 558.39 万人，全国卫生总费用为 4 764 亿元①；到了 2020 年年末，上述各项数据分别增长到 102.3 万个、910.1 万张、1 347.5 万人、72 306.4 亿元②。总体来看，在过去 20 年里，全国医疗卫生机构数翻了 3.1 倍，床位数翻了 2.8 倍，卫生人员数翻了 2.4 倍，卫生总费用数翻了 15.2 倍。这些医疗资源基本满足全民医疗的需求。

（3）在中华人民共和国成立以来的 70 多年里，我国经济建设取得了辉煌的成就，综合国力实现了飞跃式的提升。例如 2020 年我国国内生产总值高达 1 015 986.2 亿元③，在经济总量上雄踞世界第二。同时，我国在科技水平、军力水平、资源禀赋和经济水平四类硬实力指标和社会治理效率、社会发展水平、文化软实力和可持续发展能力四类软实力指标上均表现出了强大的综合国力[153]。综上所述，对于构建普惠医疗保障制度，我国有着深厚的物质基础。

二、坚实的法律基础

国家的各项改革必须要服膺于法治[154]，医疗保障制度的改革也必须如此。从我国目前的法律规定来看，构建普惠医疗保障制度具有多方面的法律基础。

（一）《宪法》第 45 条第 1 款规定了公民的物质帮助权④

这是指每一个公民在年老、疾病、失业或者丧失劳动能力等的情况下，有从国家获得物质帮助的权利。同时，国家发展社会保险、社会救济和医疗卫生事业以满足公民的这一宪法权利。从这一规定来看，公民所享有的获得物质帮助权是一种积极权利，需要国家积极履行相应的义务才能得以实现。此外，《宪法》第 33 条第 2 款关于公民在法律面前一律平等的规定是公民普惠医疗的根本依据⑤。因此，国家应当积极为所有公民提供平等和足够的医疗保障待遇以促进其获得物质帮助权的实现。这与普惠医疗保障制度的"普惠"理念和"公平理念"不谋而合。

---

① 参见《2001 年全国卫生事业发展情况统计公报》，国家卫生健康委员会官网，http://www.nhc.gov.cn/mohwsbwstjxxzx/s7967/200805/34844.shtml，最后访问日期：2021 年 9 月 5 日。
② 参见《2020 年我国卫生健康事业发展统计公报》，国家卫生健康委员会官网，http://www.nhc.gov.cn/guihuaxxs/s10743/202107/af8a9c98453c4d9593e07895ae0493c8.shtml，最后访问日期：2021 年 9 月 5 日。
③ 数据来源：国家统计局官网 https://data.stats.gov.cn/easyquery.htm?cn=C01&zb=A0201&sj=2020，最后访问日期：2021 年 9 月 5 日。
④ 参见《宪法》第 45 条：中华人民共和国公民在年老、疾病或者丧失劳动能力的情况下，有从国家和社会获得物质帮助的权利。国家发展为公民享受这些权利所需要的社会保险、社会救济和医疗卫生事业。
⑤ 参见《宪法》第 33 条第 2 款：中华人民共和国公民在法律面前一律平等。

（二）《基本医疗卫生与健康促进法》具体落实宪法精神

其第 3 条明文规定了医疗卫生与健康事业必须以人民为中心，为人民健康服务。所谓以人民为中心，是指以"发展为人民"作为根本立场，以"发展靠人民"作为方法论[155]24，以"发展成果人民共享"作为价值观，以"发展效果人民说了算"作为检验论[156]。普惠医疗保障制度是在党的领导下，全体人民共建共享共治的医疗卫生事业，它使所有公民不论高低贵贱、不分富裕贫穷、不论男女老少、不管宗教民族，在患病时能够得到准确诊断、及时救治、有效消除病痛，无须承受超出自己能力范围的任何医疗费用。这恰是医疗事业发展为人民、靠人民、成果由人民共享、效果由人民检验的集中体现。总之，构建普惠医疗保障制度具有坚实的法律基础。

三、牢固的政策基础

除了物质基础和法律基础，普惠医疗保障制度还具有党和国家的政策支持。

（1）纲要引领。2016 年，在党中央、国务院印发的《"健康中国 2030"规划纲要》中，提出了健康中国战略。实现该战略目标要分三步走："到 2020 年，建立覆盖城乡居民的中国特色基本医疗卫生制度""到 2030 年，基本实现健康公平""到 2050 年，建成与社会主义现代化国家相适应的健康国家。"如今，我们已经建立起覆盖全民的医疗保障体系，实现了第一个目标，正向第二个、第三个目标大步迈进。普惠医疗保障制度为全民提供平等的医疗保障待遇，而且可以随着国家经济的不断发展逐渐提高医疗保障水平。这与健康中国战略"2030 年目标"中所包含的"健康公平"和"2050 年目标"中的"与社会主义现代化国家相适应"一脉相承。

（2）2021 年 8 月 17 日，习近平总书记在其主持召开的中央财经委员会第十次会议上，以"扎实促进共同富裕"为主要议题之一①。这说明共同富裕是中国特色社会主义的根本目标，共享发展是实现共同富裕的路径指向[157]。普惠医疗保障制度所践行的"普惠"理念即具有"普遍受惠"的含义，与共享发展的内涵高度契合和适配。此外，医疗保障制度本身所具有的"正向"分配效应对于共同富裕目标的实现，亦具有明显的促进作用[158]。

中国特色社会主义事业始终高举共产主义的大旗，始终坚持中国共产党的领导。党的政策对于国家各项事业的发展具有毋庸置疑的导向作用。在新时期，党和国家比以往任何时刻都要更加关注高质量的经济发展，人民群众的身体健康是

---

① 参见《在高质量发展中促进共同富裕 统筹做好重大金融风险防范化解工作》，载《光明日报》2021年 8 月 18 日，第 01 版。

此中的应有之义。国家的医疗保障制度是人民健康的重要护盾,是党的政策高度关注的重要方面。同时,医疗保障体系的各项制度对于社会财富的分配亦有较大的影响,对社会主义的共同富裕事业具有促进作用。当前,我们正处于"两个一百年"奋斗目标的历史交汇点,是为实现共同富裕目标打下坚实基础的关键时期[159],因此,构建普惠医疗保障制度的时机已经来临并且成熟。

四、广泛的群众基础

我国构建普惠医疗保障制度不仅具有天时和地利,更有人和。在社会主义国家,我们坚持人民主体地位,从而获得了人民群众的大力支持和拥护。人民群众是党的执政基础、力量源泉。任何一项政策,只要得到广大群众的拥护和支持,就一定能够得以有效实施。"普惠"的理念本就有对象普遍和广泛的含义,普惠医疗保障制度能够使全体公民受惠。在这一医疗保障制度之下,所有国民皆不会因为疾病而焦虑,从而能够安心工作和生活,因此它必然能够赢得绝大多数人的支持,是每一个公民的内在渴望。因此,该制度具有最广泛的群众基础。

第四章　"以人为本"的普惠医疗保障制度

第一节　两种理念的契合

一、"以人民为中心"的发展理念

我国在进入中国特色社会主义新时代以来，以习近平同志为核心的党中央领导集体带领我们全党、全军和全国人民在实践中创造出了诸多有关国家事业发展的伟大理论成果。"以人民为中心"的发展理念，便是十八大以来我们党治国理政规律的重要创新成果之一[160]20。"以人民为中心"的发展理念与党的思想有着深刻的渊源。例如，我们党的宗旨是"全心全意为人民服务"，这是中国共产党立党的主旨所在；在"三个代表"重要思想中，有"我们党要始终代表最广大人民根本利益"的重要论述；同样地，以人为本是科学发展观的核心立场。习近平总书记在 2012 年 11 月在中央政治局常委同中外记者见面会上，向国内外庄严宣示"人民对美好生活的向往，就是我们的奋斗目标[161]"。此后，习近平总书记多次就此展开论述：2015 年 7 月，在中央政治局会议上，他提出要实现好、维护好、发展好最广大人民的根本利益；在 8 月党外人士座谈会上再次指出，改革是否成功的判断标准是不是人民共同享受到了发展成果①；10 月 26 日的十八届五中全会上，他再次提到，要着眼于最广大人民的根本利益，牢牢把握发展方向[162]；在 2015 年 11 月 23 日的中央政治局第二十八次集体学习时，他明确论断：要坚持以人民为中心的发展思想②。如此，"以人民为中心"的发展思想就作为一

---

① 《人民日报》2015 年 10 月 31 日。
② 《人民日报》2015 年 11 月 25 日。

条贯穿于新发展理念中的 "红线" 被提出来了[160]21。"以人民为中心" 的发展思想有着深刻的理论内涵:

1. 以 "发展为人民" 作为根本立场[155]24

中国共产党是执政党,将 "发展为人民" 作为根本立场,就是从根本上回答了为谁执政、为谁发展、为谁谋幸福的根本问题。如果不首先回答好这一问题,那么我们在发展的过程中,就可能因为立场的缺失而走错方向。中国共产党从成立之日起,就以 "人民" 为中心、以改善 "人民利益" 为目标。正如习近平总书记所言,带领人民创造幸福生活是我们党矢志不渝的奋斗目标[163]40。

坚持 "发展为人民" 的根本立场就是要求我们在发展过程中必须切实回应人民的需求,尤其是在民生保障领域,必须要编织好我们整个国家的 "社会保障安全网"。普惠医疗保障是社会保障的重要组成部分,是民生保障的关键措施。自中华人民共和国成立以来,我们党带领人民攻克了诸多医疗保障难题。在物质匮乏的时代,我们创造了医疗保障的国际奇迹;在改革开放之后,我们逐步建立起了三大基本医疗保险制度,基本解决了人民的就医问题;进入中国特色社会主义新时代之后,我们继续大刀阔斧地推进 "医改",致力于提高人民群众的医保待遇。但是,我们仍应看到,"看病难、看病贵" 的问题依然困扰着人民群众,诸如 "救护车一响,一头猪白养" 的谚语在民间广为流传。因此,设计好医疗保障制度是我们坚持 "发展为人民" 根本立场的题中应有之义。

2. 以 "发展靠人民" 作为方法论[155]25

人民是历史的创造者。坚持 "发展靠人民" 是历史教给我们的经验。说到底,全面脱贫攻坚事业、实现社会主义现代化的事业、实现中华民族伟大复兴的中国梦的事业,都是全体人民的事业。各项人民的事业要发展都只能依靠人民,我们必须坚持人民的主体地位。正如习近平总书记所说,坚持人民主体地位,充分调动人民积极性,始终是我们党立于不败之地的强大根基[163]27。因此,我们党在领导人民建设国家的过程中,充分调动广大人民群众的积极性、主动性,坚持 "从群众中来,到群众中去" 的工作方法。但是,毛泽东主席曾说:"身体是革命的本钱。" 人民群众有一副好身体不但是 "发展为人民" 的体现,更是 "发展靠人民" 的前提。而人民群众的好身体不但在于强身健体、保持健壮体魄,更在于在疾病侵袭时能够及时就医、获得高质量的医疗服务。这就是说,我们要搞好医疗保障事业,为人民群众沉下心来干事业解除后顾之忧。

3. 以 "人民共享发展成果" 作为价值观[156]

马克思指出,社会主义制度的本质要求是实现共同富裕。这也是社会主义社会最大的优越性[164]。我们在提出 "发展靠人民" 理念时,也必须认识到,事业是人民创造的，成果固然也应该由人民来共享。而当今，发展不平衡①、贫富差距不断增大已经成为我国社会发展不可回避的一个难题[165]。尽管实现共同富裕不是平均分配社会财富，但贫富差距的悬殊也是与共同富裕的奋斗目标不相一致的。中华人民共和国成立至今，我们国家的医疗保障事业取得了举世瞩目的辉煌成果。这一伟大的成果是人民群众在中国共产党的带领下用艰辛的汗水换来的，理应由人民共享。但颇为遗憾的是，我国当下不同地区、不同身份的公民，其能获得的医疗保障待遇差距依然悬殊[166]。人民群众因病致贫、因病返贫的现象依然存在，低收入群体、偏远地区群体、欠发达地区群体难以享受到高质量的医疗服务。要解决这个问题，我们必须坚持"发展成果人民共享"的价值观，促进医疗保障成果由人民共享。具体而言，就是要最大限度地提高医疗保障产品的"公共性"，将医疗保障最大限度地作为一项公共产品来提供给人民、服务于人民，让全体人民都有权利、有机会享受到医疗保障事业的发展成果。

4. 以"发展效果人民说了算"作为检验论[156]

古人言："知屋漏者在宇下，知政失者在草野。"我们党执政效果的好与坏不由自己说了算，必须由人民群众来评判[163]27。我们党追求全心全意为人民服务、追求最广大人民的根本利益，站在检验论的角度，其实是在追求"让人民群众满意"。这体现在我们生活的方方面面，办好让人民满意的教育事业、科学事业、文化事业……当然，也包括办好让人民满意的医疗保障事业。党中央、国务院在领导人民建设医疗保障事业时，务必要切实回应人民群众最为关心的"看病难"问题。只要人民群众有不满意的地方，各级政府及其工作人员就应当去改进、去提高。

二、医疗保障的普惠理念

在2021年党的十九届六中全会上，习总书记再次强调，"全党必须永远保持同人民群众的血肉联系，践行以人民为中心的发展思想，不断实现好、维护好、发展好最广大人民根本利益，团结带领全国各族人民不断为美好生活而奋斗。""办好让人民群众满意的医疗保障事业"是"以人民为中心"的发展理念的内涵之一，也是全国各族人民能够享受美好生活的重要保障。可以这样说，没有健全、公平、高质量的医疗保障体系，人民群众的生命健康就时时刻刻裸露在各种风险之中，常常背负"疾病恐不得治"的忧虑。长此以往，美好生活无从谈起。故此，我们提出，在医疗保障领域，人民满意的标准应该是：不论高低贵贱、不分富裕贫穷、不论男女老少、不管宗教民族，凡公民在患病时能够得到准确诊断、及时

---

① 我国社会主要矛盾已经转化为人民日益增长的美好生活需要和不平衡不充分的发展之间的矛盾。

救治、有效消除病痛，无须担心因就医而产生的任何费用。其实这一标准可以用一个词来形容——普惠。所谓普惠，是指获得医疗保障是全体公民的普遍性权利。在党的十六届五中全会上，提出了"基本公共服务均等化"的改革目标，这为医疗保障领域的"普惠"理念提供了政策渊源[167]。但要在医疗保障领域贯彻"普惠"的理念，我们尚需深入阐释其之内涵。我们认为，普惠性的医疗保障主要包括了以下内涵：

1. 主体普遍

主体普遍是指普惠医疗保障制度之下，凡是本国公民均能够享有。公民享有平等医疗保障的权利属于社会保障权的范畴[168]，是政府承担公共责任的表现。而社会保障权属于《宪法》保障的基本人权范畴[169]。因此，医疗保障权也应属于人权的范畴。而人权是指人作为人所应该享有的权利[170]。因此，医疗保障的享有主体应当具有普遍性，凡是我国公民均应该享有。从《宪法》的角度来讲，以国家根本大法的地位明确了所有公民在法律面前一律平等，即每一个公民既平等地享有公民权利，也平等地履行公民义务。在国家公共医疗制度上应普遍地适用于所有公民，才是真正的"公共卫生"。关于这一问题，英国布里斯托大学法学院教授约翰·科格从道德、法律以及政治等各个角度进行分析，提出了"公共卫生"的概念[171]，这与普惠制的主体普遍的内涵有异曲同工之妙。故此，凡是中国公民，应当一律平等地享有医疗保障的权利。综上，主体普遍是普惠制理念必须蕴含的首要价值。

2. 待遇公平

待遇公平是指凡是处在普惠医疗保障制度覆盖范围之下的对象，均享有平等的医疗保障待遇。如果说"主体普遍"讲的是形式上的公平，那么待遇公平所强调的则是实质公平。其所追求的制度效果是，患病就医者，无论其身份、地位、民族、宗教……均能够获得平等的医治。当下，我国所施行的是城乡二元割裂的基本医疗保险制度，公民因为户籍（城镇与农村）或者身份（职工与居民）的差别而在医保缴费、报销比例等各个方面均有所差距[172]。虽然近年来党和政府一直致力于推进医保政策的城乡统筹，致力于推进医疗保险服务的公平性，但是医保待遇的不公平仍是我们需要继续努力改进的方面[173]。在普惠医疗保障制度中，待遇不公平的现象将被摒弃。

3. 时空平等

时空平等所要解决的是公民对医疗保障资源的可得性问题，其包括时间可得性和空间可得性两个方面。时间可得性是指，公民在患病时能够在最短时间内获得及时的医疗救治；空间可得性是指，公民在患病时能够获得与其病情相互匹配的医疗资源，而不因为空间的"隔阂"导致不能就医。前者所强调的是医疗资源的均衡分布，具体是指公民在患轻症时能够轻易接触到医疗服务；而后者则是着眼于优质资源的均衡分布，其要求当公民患重症时能够在最短的时间内赶到优质医疗服务所在之处。总之，时空上的平等，要求医疗资源在布局上具有超强的合理性，它包括公民获得医疗资源的方式、途径、代价等各个方面的内容。普惠医疗保障制度消除了一切人为划分的医疗待遇等级差异，其所欲实现的是"病有所医"终极目标，能够实现公民在医疗资源获取上的时空平等。

4. 保障适度

普惠医疗保障制度所要达到的制度目标是保证所有公民在患病时都能够享受到足够的医疗保障待遇，但这并非无限保障。其为公民提供的医疗保障待遇应当以"对抗疾病"为限。理由主要在于：

（1）可持续发展的需要。普惠医疗保障制度是一项造福民生的大工程，其必须要保证发展的可持续性，因此要反对浪费，厉行节约。近年来，我国医疗公立医疗机构出现了日益普遍的过度医疗行为[174]，这不仅是对医疗资源的浪费，更是对医疗保障可持续性的侵蚀。

（2）适度性的保障能够防止道德风险。医疗保障中的道德风险主要表现为需求方的过度消费和供给方的诱导需求，其主要是因为第三方（医保）支付效应以及医患合谋所致[175]。这种道德风险的起因是信息不对称，可能会导致医疗费用的大幅度上升，进而不但会致使医疗资源遭到巨量浪费[176]，而且会极大地加重居民的经济负担[177]。经济负担的加重又会反过来抑制其医疗需求，造成"小病拖，大病扛"的不良现象，如此周而复始，恶性循环不止。所以，应探索建立起合理的公共卫生支出结构，科学分配和精准投放医疗资源，避免过度医疗，控制医疗费用支出不断膨胀的不合理现象[178]。可以说，控制医疗费用，提高医疗资源的利用效率应当是国家医疗保障制度所追求的目标之一。普惠医疗保障制度在保障程度上保持适当的"谦抑性"，追求价值医疗①（Value-based Healthcare），绝不掉入无限保障的"福利陷阱"，以此来保证制度发展的可持续性和杜绝道德风险的产生，必然可以有效控制医疗费用的大幅增长。

三、"普惠"是"以人民为中心"的发展理念的题中应有之义

普惠医疗保障制度对于我国社会保障事业的发展有着无比重要的价值和意义。其所蕴含的"普惠"理念同我们党所坚持的"以人民为中心"的发展理念十分契合：

---

① "价值医疗"的概念由美国学者 Michael E. Porter 首次提出，系指以相同或更低的成本最大限度地获得医疗质量或医疗效果，即追求医疗服务的性价比。参见：金春林、王海银、孙辉、程文迪、房良，《价值医疗的概念、实践及其实现路径》，载《卫生经济研究》2019 年第 2 期，第 6 页。

（1）"发展为人民"的根本立场——普惠医疗保障制度在保障主体上具有普遍性，惠及全体人民。

（2）"发展靠人民"的方法论——普惠医疗保障制度的建立能够为人民的生命健康提供强大的制度支撑，它是我们人民自己的事业，是全体人民在党的领导下的医疗保障制度创举。

（3）"发展成果由人民共享"的价值观——普惠医疗保障制度为全体人民提供待遇公平、时空平等的医疗保障产品，该制度的建立能够促进"改革成果由全体人民共享"目标的实现。

（4）"发展效果由人民说了算"——普惠医疗保障制度的改革效果就是看人民群众的生命健康是否获得了坚强的保障。

总之，"普惠"与"以人民为中心"两大理念具有高度的契合性。具体而言，普惠医疗保障制度是"以人民为中心"发展理念的制度实践，"以人民为中心"的发展理念则为普惠医疗保障制度提供理论支撑。

第二节　管理体制

管理体制影响着制度的实际效果。一项好的制度需要有一套高效的管理体制去保障实施。普惠医疗保障制度的管理体制，是指该制度实施过程中的组织机构以及职权划分，具体包括管理机构和经办机构两个部分。

一、管理机构

我国当前的医疗保障制度体系由四大部分组成：第一，基本医疗保险制度；第二，医疗救助制度；第三，大病保险制度；第四，商业医疗保险制度。前三者是由政府向全体社会成员提供的公共保障，亦属于本部分讨论的对象；第四部分属于补充医疗保险，由用人单位根据经济实力为员工购买的商业保险，实质上不属于公共保障范畴。

其中，基本医疗保险制度由三个部分组成，是基于不同身份而建立的不同待遇给付医疗保险制度，不具有普惠性。具体建立时间也不同：城镇职工基本医疗保险制度建立于1998年，是保障城镇企事业单位职工的医疗待遇；新农合医疗制度在2003年创立，2010年实现对农村居民的全覆盖，为广大农村居民提供医疗保障；城镇居民基本医疗保险制度在2007年建立，为在城镇居住而不是职工的人提供医疗保障。医疗救助制度则建立于2003年；大病保险制度则是在2012年起开始推进，2015年全面铺开的。

或许正是由于我国各项医疗保障制度的建立具有渐进性的特点，再加之各项制度的功能各有特点，因此在 2018 年国家医保局建立之前各项医疗保障制度的管理机构处于一种完全割裂的状态，即城镇职工基本医疗保险和城镇居民基本医疗保险制度由原劳动和社会保障部负责管理，新农合医疗制度由原卫生部管理，医疗救助制度由民政部管理[179]。大病保险制度的管理机构较为复杂，即由医改办牵头，发展改革委员会、财政部、人力资源和社会保障部、民政部、国家卫生部门等部门参与，以协调推进大病保险制度。① 可见，大病保险在管理机制上呈现部门众多，以"医改办"牵头，其余部门协调的特点。

由数个部门"分治"的管理体制有其自身优势，即不同的政府部门各自可以发挥出其独特的业务优势，达到术业专攻的目的。但其劣势亦不可回避——各个部门之间协调的成本被加大，而且可能产生因部门利益不同而带来的管辖推诿或者管辖争夺[180]。同时，分散管理也不利于制度的统筹。而医疗保障作为全体公民的共同需求，其公共性和公平性不可或缺，因此医疗保障制度统筹是大势所趋。

事实也正是如此。2016 年 1 月 3 日，国务院就印发了《关于整合城乡居民基本医疗保险制度的意见》，该意见要求在制度政策、管理体制以及服务效能三个方面整合城乡居民基本医疗保险制度，在理顺管理体制方面，要求"统一基本医疗保险行政管理职能"②。

"统一"如何实现？学者们对此展开了各个层面的讨论。其中主要包括三种观点：

（1）由人力和社会资源保障部统一管理。持此观点的学者及理由主要如下：郑功成认为我国的基本医疗保险制度不同于西方国家的福利医疗性，而是建立在权利与义务结合、劳资共担基础之上的社会保险模式，根据国际经验，此种模式的医保制度应由社会保险行政部门来统一管理[181]；朱恒鹏认为，第三方外部制衡是社会保险制度的核心，因此只有社会保险行政部门统一管理医保才符合这一要求[182]；仇雨临指出，根据 2010 年《社会保险法》之规定，全国的社会保险管理工作由社会保险行政管理部门来负责管理，对整合后的城乡居民医疗保险，自然也应由国家人力资源和社会保障部门来统一管理，具有前后一致性，这既合理也合法[183]。

（2）应该由国家卫生行政部门统一管理。有一些学者持此观点，其理由也有一定的合理性。毛正中认为医疗服务的供方与需方存在严重的信息不对称，这是医疗服务监管困难的主要原因，因此，应该由主管卫生的卫生行政部门统一对医

---

① 参见国务院医改办《关于加快推进城乡居民大病保险工作的通知》（国医改办发〔2014〕1 号）。

② 参见国务院《关于整合城乡居民基本医疗保险制度的意见》（国发〔2016〕3 号）。

保实施进行监管，这可以达到减少信息不对称并发挥其监管优势的目的[184]；李芃认为，对医疗机构的行为进行管控，医保支付是一种有效手段，因此，将医疗和医保统一由卫生行政部门负责管理，可以实现全局性协调性和长期性的管理效果[185]；魏哲铭等则认为，卫生部门在多年的新农合管理实践中已经积累起了丰富的经验、建立起了规范的流程，因此，卫生部门统一管理更为适合[186]。

（3）组建新的"大健康"部门。持此观点的学者主要为翟方明副教授，他认为，虽然医疗保险制度同时具有社会保险与卫生体系的双重属性，交由人力资源和社会保障部门或卫生行政部门行使主管权都具有一定程度上的合理性，但基于医疗行为规制和医改联动的角度，由卫生部门统一行使主管权是一种更优选择。但他真正赞同的是，组建"大健康管理部门"是一种最理想的、符合长远发展的改革方案[68]，这样便于开展医疗保险与医疗服务之间的统筹协调。

相比而言，上述三种观点中，观点一支持者最多，其次是观点二，观点三则只有少数学者提倡。但是真理往往掌握在少数人手里，历史选择了"少数人的观点"。或许是基于长远考虑，2018年3月，第十三届全国人民代表大会第一次会议通过了国务院机构改革方案①。根据该方案，决定组建国家医疗保障局，统一管理所有医疗保障制度②。自此，医疗保障机构"群雄割据"的局面宣告结束，医疗保障制度的管理体制基本实现了"大一统"。

在普惠医疗保障制度的理念之下，组建国家医保局统一管理所有医疗保障制度实乃明智之举，是国家高瞻远瞩的体现。理由是：

（1）到2030年我国基本实现健康公平的需要。这是中共中央、国务院在2016年印发的《"健康中国2030"规划纲要》中，明确下达的"健康中国战略"的第一个目标。而健康公平是指所有公民之间不存在由社会经济制度等人为的社会因素造成的健康差别[146]，这就意味着所有公民都能够享受到相同待遇的医疗保障。保障人民健康公平是中国共产党人的初心和使命[187]。但当前我国的医疗保障现状是制度割裂、待遇不平等，这所体现的就是健康不平等。欲消除此种不公平，我们便需要整合各种医疗保障制度，提高统筹级别。所以，医疗保障应当统一交由一个部门主管。

（2）前文所提出的观点中，不管是交由卫生行政部门还是人力资源和社会保障部门来统一负责主管，实际上二者都没能站在健康"战略"的高度去看待问题。两个观点的着眼点都只是医疗保障的一部分——基本医疗保险制度。国家已经将

①　参见2018年3月第十三届全国人民代表大会第一次会议《关于国务院机构改革方案的决定》。

②　具体而言：将人力资源和社会保障部的城镇职工和城镇居民基本医疗保险、生育保险职责，国家卫生和计划生育委员会的新型农村合作医疗职责，国家发展和改革委员会的药品和医疗服务价格管理职责，民政部的医疗救助职责整合，进行统一管理。

"健康中国"提升到国家战略的位置,医疗保障制度是建设健康中国最重要的制度安排[188],医疗保障制度不仅包括基本医疗保险,还包括医疗救助、大病保险等内容。所以,我国的医疗保障统一主管部门所要负责的内容也应包含医疗保障的所有部分,换言之,我们应该组建一个统一的医疗保障"大健康"管理部门。显然,无论是卫生行政部门、人力资源和社会保障行政部门甚至是民政部门,他们都只涉及医疗保障的一个部分而已。综上所述,组建国家医疗保障局来统一管理医疗保障制度的举措具有高度的合理性。

但是值得注意的是,当前的管理机构安排仍有继续改进的必要。大病保险作为我国医疗保障制度的重要组成部分,未被纳入国家医保局的主管范围。在大病保险制度逐步建立的过程中,官方文件对其管理机制的表述为:由医改办牵头,发展改革、财政等六大部门参与的协调推进工作机制①。这种多头协调管理机制实施效果并不理想。在2018年的国务院机构改革方案里,由上述多个机构主管的有关医疗保障的权力已经尽数归并到医保局。从理论上来讲,大病保险自然也应当随之归并,但国务院机构改革方案却将其"忽略"了。虽然大病保险由商业保险机构承办,但是大病保险属于政府主导的具有中国特色的医疗保障制度[189],应当被纳入医保局的管辖范围。最后,医疗保险乃至医疗保障统筹层次的逐渐提高是大势所趋,随着这一趋势逐渐转变为现实,未来我国的医保管理体制还应思考如何及时转变以适应医保统筹层次的提高[190]。

综上所述,"普惠"医疗保障制度的管理机构将"大病保险制度"纳入主管范围,由国家医疗保障局统一行使管理职责,且当下已经组建的国家医保局应当开始逐步进行规划,以适应将来医保统筹级别逐渐提升的变化趋势。

二、医疗保险经办机构

医疗保险经办机构是为了实施普惠基本医疗保障制度,依法由统筹区域政府设立的、为参保单位和个人依法提供基本医疗保障公共服务的公益性组织[191]。本着政事分开的原则,我国实行管办分离,即医疗保障管理部门与医疗经办机构分开[192]。这一制度安排的目的在于约束政府权力,打破垄断,实现竞争和效率[193]。但遗憾的是,当前我国的医保经办机构制度还存在一些问题,譬如规模小、效率低,管理成本较高②;法治化程度低,迄今为止,我国尚无一部专门规范医保经办服务的法律法规;信息化程度低;完全属地化的管理阻碍了医疗保障的制度整合[189];经办机构政事分开原则贯彻得不够彻底[194];以自我监督模式为主,外部

---

① 参见国务院医改办《关于加快推进城乡居民大病保险工作的通知》(国医改办发〔2014〕1号)。

② 据人社部门统计,至2016年年底,我国有医保经办机构数省级16个,1 013人;地市级259个,12 189人;县区级1 768个,36 631人。县区级机构数占比86.5%,人员数占比73.5%,平均人员为20.7人。

监督不足,缺少客观真实的监督评价体系等[195]。

在"普惠"理念下重构的新型医疗保障制度中,由于医疗保障实现了国家层级的全社会统筹,故而医疗保险经办机构也应当随之配套改革:

(一) 重新定位经办机构的地位和职责

正所谓"名不正则言不顺""不在其位不谋其政",欲使经办机构发挥其应有的功能,必须要先明确其定位。有研究指出,我国医疗保险经办机构应当从确立地位独立性、职能健全性、强化服务能力等方面予以塑造[196]。笔者赞成这一观点。从医疗保障体系的实施机制来看,医疗保险经办机构应当是专业化、法人化的公共服务机构,且应该独立于政府但接受政府监管[197]。所以,它不应该是政府的某个组成部分或者隶属于其某个部门,而是独立于政府之外的代表着参保人利益的独立一方[198]。医保经办机构产生的基础本就在于"政事分开"的原则——将行政管理职权与事权分开,独立运行。但当前我国的经办机构大部分仍隶属于政府,进行参公管理[199]。这一管理模式所导致的直接后果便是,经办机构没有自己独立的人事安排的权利,只能在政府的约束之下行事,缺乏创新性和主动性,既不利于公信力的打造,也不利于提高经办服务的质量。在职责方面,医疗保险经办机构的职责主要包括诸如管理缴费、管理医疗服务、信息咨询服务、监管基金、审核和支付相关待遇等方面,个别经办机构还应该承担身体检查、健康教育等辅助工作[200]。

(二) 经办机构法人化、专业化、去行政化

在2016年12月国务院发布的《"十三五"深化医药卫生体制改革规划的通知》中,就明确了经办机构法人化、专业化的改革方向。经办管理机构不是政府下辖的部门,它是独立运营的法人机构。它所承担的是"保险人"的角色,代表所有参保患者成为医疗服务需求侧最重要的组成部分[201]。因此,法人化、专业化、去行政化是正确实现其自身定位的必经之路。而且,只有去行政化之后,其所承担的诸多协商、谈判任务才有可能公平进行。

(三) 高度集中,鼓励竞争

普惠医疗保障制度是全国范围内的统筹,医保经办机构也应当与之相对应。这就要求彻底破除当下医保经办机构由统筹地区政府举办的做法,转而由国家医保局和各级医保局出资设立和监督。同时,为了避免垄断,提高经办服务质量,我们还应当引入竞争机制,促使多家经办机构之间产生竞争。国家医保局还应以部门规章的形式出台医保经办机构服务规范相关文件,并和各级医疗保障局一起以此为依据做好相应的监督工作,促使经办机构走向有管理的竞争[202]。当前,我国的医保经办机构在服务质量上还有较大的进步空间。有学者通过实证研究发现,

某些医保经办机构在服务态度、服务时间以及服务方式等方面仍不尽如人意[203]。其中的缘由一方面可能是因为缺乏权威的监督机构和评价体系，但更重要的是医保经办机构之间竞争性匮乏，从而导致其没有改进服务质量的动力。因此，引入竞争机制对于医保经办服务质量的提升大有裨益。

（四）全面提升信息化建设

普惠医疗保障制度要求医保支付具有便捷性、跨地区性。因此，必须充分实现医保经办服务的信息化。"互联网+"技术广泛应用于社会生活的各个领域，为人们的日常生活带来了极大的便利。医保经办服务也应当与时俱进，利用好互联网技术，提升服务质量[204]，攻破医保统筹难题。同时，算法、大数据等技术的不断革新，为当前过度医疗行为的治理提供了新的技术方案[205]。合理使用现代化信息设备和技术能有效提高服务体系中的工作效率，能把服务体系中孤立的各部门迅速联系起来，真正做到资源共享化和迅速化[206]。医保经办管理机构作为"保险人"，应当主动获取卫生行政部门的数据支持[180]，探索将医疗大数据运用到医保经办服务业务中。同时，人民群众对医疗保险基金的安全需求与日俱增，医保经办机构若想要及时回应这一需求，就应当适时不断加强基层医疗保险经办机构基金的内部控制管理工作[207]。而全面提升医保经办的信息化建设，不仅能提升经办管理的效率和质量，更能够改善医保基金收支的透明性，从而改进医保基金的内部控制管理，促使医保基金得到有效使用[208]。总之，医保经办服务机构必须尽快适应在以大数据、算法、人工智能为代表的新互联网技术的支撑下运行，否则难以提供"人民满意的"经办服务。

（五）探索构建医疗保险经办机构评价体系

医保经办机构实行自我监督的模式，虽然获得了监督评价工作的便利性，但并不符合公平原则，正所谓"裁判者不得作为自己的法官"。同时，自我监督的模式亦不利于经办机构对自身缺陷进行及时的有效纠正，进而会影响经办服务质量，阻碍医疗保障的制度实效落实到每一位公民。基于此，普惠医疗保障制度应当构建起医疗保险经办机构的评价体系。根据综合评价指标体系的设计原则[209]，所要构建的医保经办机构评价体系应当遵循整体性、科学性、可测性及导向性四个基本原则[195]。整体性原则要求评价指标不能相互割裂，且要全面评价；科学性原则要求评价指标的选取应当合理，既不能苛刻，亦不能流于形式；可测性原则要求评价指标要能够用客观尺度去考量，不能仅凭主观臆测；导向性原则是指根据评价指标所得出的评价结果，要能够正面或负面地激励医保经办机构不断进行自我革新、不断改进，最终能够提供一流的经办服务。

第三节　普惠医疗保障制度体系

一、域外做法及经验借鉴

普惠医疗保障制度之目标在于为全体国民提供公平的医疗保障服务，进而达到健康公平的目的。同时，结合国务院此前公布的"健康中国2030"规划纲要来看，我国的医疗保障建设是以高收入发达国家水平为目标的，而且高收入发达国家医疗保障体系起步较早，许多国家已经形成自有的趋于成熟的医保体系。因此，我们进行普惠医疗保障制度的构建时，应当对这些国家的有益经验进行参考和借鉴。本书选取了目前世界上医疗保障制度效果较好的几个主要国家来进行制度借鉴。

(一) 域外几个主要发达国家的医疗保障体系

1. 德国实施完善的医疗保障制度

德国经济发达，是世界上最早建立医疗保险制度的国家，体系较为完善。其主要包括了法定医疗保险、法定长期护理保险、针对特定人群的福利性医疗保障（如公务员、警察、战争受害者等）以及商业健康保险[210]。

（1）法定医疗保险覆盖了德国大部分人群，其占比高达90%，法定护理保险则主要针对非因伤病或者残障事故导致在日常生活中需要他人持续照顾的人员。法定健康险和法定护理保险的资金来源为雇主和雇员按照一定收入比例的缴费。

（2）针对特定人群的福利性医疗保障制度（如公务员、警察、战争受害者等）针对特殊人群分别设定，所需资金由政府拨付。

（3）商业健康保险自愿购买、自主缴费[140]。

2. 日本实行身份差异但保障水平高的医疗保障制度

日本虽然针对不同职业身份的人采取了不同的保障方案，但保障水平都相对较好[211]。主要包括以下部分：

（1）雇员健康险，覆盖雇员及其家属。

（2）国民健康险，覆盖个体、农民、失业者退休人员及家属。

（3）其他雇员保险（如海员、公务员、私立学校教师等）。

前述三种医疗保障制度的资金来源主要为雇主和雇员缴纳的医疗保险费。

（4）老年卫生保健，几乎免费，老年人就医只需少量付费。

（5）私人医疗保险，资源购买，自主缴费[212]。选择不同的保险方案，报销比例有所差异。

另外，个人必须承担一定费用的医疗保险费[213]。

日本对老年人基本免费医疗，值得我国适当借鉴。

3. 法国实行普遍公共医疗与自主商业医疗相结合的方式

法国的医疗保障体系分为以下几种：

（1）普遍医疗保险，解决基本医疗保障，资金来源是雇员与雇主的缴费以及政府税收收入。

（2）互助医疗保险，解决医疗保障中普遍医疗保险不能覆盖的部分，资金来源是企业缴纳的保险费，雇员不缴纳。

（3）商业医疗保险，国民自主选择购买，自主缴费[214]。

4. 加拿大实行多层次医疗保障制度

加拿大所实行的是三层次医保体系[215]：

（1）第一层次——公共医疗保障，由政府举办，具有非营利的性质。覆盖了大部分居民，其所需资金由国家税收提供。

（2）第二层次——公私互补的医保计划，针对 65 岁以上的老人和贫困人口设立，具有医疗救助的性质[140]，其资金来源为税收和保险机构所筹集的保费。

（3）第三层次——私人医疗保险，由私人自愿、自主购买。

5. 英国实施从摇篮到坟墓的全面保障

英国从全面实施贝弗里奇《社会保险方案》开始，建立了福利国家，政府采取统一收费、统一标准、统一支付待遇的医疗保障体系。英国的医疗保障体系由三个部分组成[216]：公立医疗体系、私营医疗服务和医疗救助。

（1）公立医疗服务，由国家税收资金购买，可覆盖绝大部分的英国公民。

（2）私营医疗服务，其定位是作为公立医疗服务的补充，所服务的对象是对医疗服务质量要求较高的高收入人群。

（3）医疗救助，针对弱势群体设立。因为公立医疗服务免费范围之外，个人仍需承担部分费用，这就可能存在某些弱势群体无力承担费用的问题，而医疗救助的功能就在于解决这一问题。这一程序依公民申请而启动，且对申请人的生活状况和医疗需求进行调查。

6. 美国实施混合医疗保障体系

美国以自由立国，鼓励个人对自己负责，其医疗保障体系很有特色。1935 年美国出台《社会保障法》，在世界范围内引领了社会保障立法浪潮。在奥巴马之前，没有联邦政府实施的公共医疗保障。2008 年后，才形成由私人跟政府共同建立起来的一种混合模式[217]，它主要包括商业医疗保障和公共医疗保障两大部分。

（1）占主体的商业医疗保障。所有美国人都必须购买商业医疗保险，进入美国的外国人也必须购买商业医疗保险。因此，其商业医疗保障制度的覆盖范围非常广泛，在整个医疗保障制度中占比非常高。有雇主的人可以选择雇主资助的团体健康保险，再补充购买个人健康保险；没有雇主的人购买商业健康保险。

（2）公共医疗保障是补充。这一类型的医疗保障制度覆盖对象很有限，概括起来就是只涵盖老、弱、病、残人口，待遇保障较好。例如由联邦政府提供资金的、针对 65 岁以上的老年人和特定残障人提供的社会保险计划，为那些既不在州医疗救助范围又买不起商业保险家庭中的未成年人提供的医疗保险计划，由联邦政府和州政府共同提供资金的低收入家庭医疗保障计划[218]。

（二）域外经验借鉴

在国民的医疗保障开支中，各国财政资金都有投入，且大部分情况下财政资金为医疗保障开销的主要来源。在此，我们可以用人权理论去解释这一现象。医疗保障权是一种人权，而且是一种积极人权，其实现需要政府积极履行给付义务。因此，前述所有国家的医疗保障体系中都有财政资金支付的公共医疗保障制度，即便是在以商业医疗保险为主的美国，仍然如此。根据《宪法》规定，国家尊重和保障人权，故而我国的医疗保障体系也应该由财政资金予以支持。至于财政资金占比的大小问题，笔者认为财政资金应该占据大头，理由是：我国是社会主义国家，实行的是社会主义公有制，各个经济领域都有大型国有企业，其以公有资金为经营资本，收入应全部上缴国家，财政资金来源有保障。相比上述资本主义国家，我国医疗保障体系所需大部分资金应该来源于财政资金，这是我们社会主义制度优越性的体现和必然要求。

在前述德、日两国的医疗保障体系中，二者都根据身份和职业的不同设计了不同的保障方案；而英国作为健康保障制度优越的国家之一，其医疗保障制度的三个部分则是根据功能定位建立起来的，并不以身份为导向。笔者认为，不同的保障方案使得被保障对象所享受到的保障待遇有所区别，这与我国所提倡的"健康公平"的理念有所不符。而且由于分类过于庞杂，实际上可能会增加管理的成本。因此，我国的医疗保障制度应当尽可能提高待遇的公平性，避免因为身份、收入等人为原因而引起任何公民受到不公平的医疗保障待遇，同时这样也可以提高管理的效率。

前述几个主要国家的医疗保障体系都保留了商业（私人）医疗保险的市场份额。这是因为，在任何一个社会，不同收入的人对医疗保障有不同的需求，尤其是高收入群体，由于经济实力非常充裕，其确实对医疗保障质量有较高的要求。而商业医疗保险作为保险的一种，有互助的特性，所以能够提供较高质量的医疗保障。严格来讲，不管是福利型还是社会保险型医疗保障制度，当其发展至高级阶段，在理论上都应该能够为一切被保障对象提供高质量医疗保障服务。但是商业医疗保险的普遍存在告诉我们，高级阶段的医疗保障体系可能需要很长时间的发展。我国的医疗保障体系显然尚处于不发达的阶段，因此在构建医疗保障体系时我们也应将商业医疗保险纳入，这也是满足公民多元化医疗保障需求的一条有效途径。

不管是社会保险型还是福利型社会保障制度都能够在医疗保障事业上发挥出明显的效果。前述所列的几个国家中，德国实行社会保险型医疗保障制度，英国则实行福利型医疗保障制度，但是二者在实践中都取得了不错的效果。因此，社会保险型和福利型之争不在于制度本身，而在于所适用的国家之国情。就我国而言，作者认为应该采取社会保险型医疗保障制度，理由是：其一，虽然当今我国已经位居世界第二大经济体，国家综合实力已经取得了巨大的提升，但是我们必须认识到，我国仍是一个发展中国家，而且我国人口基数非常大，如此巨大群体的医疗费用开支是一个天文数字。福利型医疗保障制度，讲求"高税收、高支出、高福利"[219]，就目前来讲，我们还不宜实行这一类型的医保制度。其二，我国的医疗保障制度发展至今，形成了包括三大基本医疗保险、社会救助制度、大病医疗保险制度以及商业医疗保险制度的医疗保障体系，这显然属于社会保险型。故此，我国适用社会保险型医疗保障制度有着丰富的实践经验和现实基础，在改革时不会面临明显"阵痛"进而导致改革失败的风险。

大部分国家医疗保障体系所需资金来源包含但并不限于财政资金。同时，在社会保险型医疗保障的国家，雇主和雇员的缴费是医疗保障基金的重要来源。这主要有以下原因：一是提升被保障对象的主体意识，让其认识到医疗保障的支出与自己的缴费有关——每一个公民都需要对自己的生命健康负责，促使其积极采取健康预防措施。二是企业不但具有社会属性，而且承担用工角色；不仅负有社会责任，而且企业应当为员工提供应有的社会保障，以帮助员工规避劳动风险。三是公民对自身健康也负有一定的义务。雇员应当将自己收入的一部分用于保障自己身体健康。四是分散风险。资金来源过度单一，容易导致资金中断的风险，从而会引起制度体系的崩塌。因此，我国的医疗保障体系也应当建立起以财政资金为主体，用人单位和劳动者共同负担的资金筹措机制。

值得注意的是，到目前为止，我们尚未发现某个国家的医疗保障体系是完美的，而是各有其优缺点[220]。各国必须从自身国情出发，建立起符合自身发展特点的医疗保障制度。通过上面对各国医疗保障制度经验的借鉴，笔者认为，我国普惠医疗保障制度体系应该包含法定医疗保险制度、商业健康保险制度和医疗救助制度。三个制度定位不同、功能不同、互相衔接，共同发挥作用，共同编织公民医疗保障的"安全网"。

二、覆盖全民的法定医疗保险制度

在普惠医疗保障体系中，法定医疗保险制度是指根据我国法律法规的规定，所有公民都必须缴费参与的医疗保险制度。法定医疗保险制度可以为所有公民提供公平的基本医疗保障，因此我国现行的城镇职工基本医疗保险（包括生育保险）、城乡居民基本医疗保险以及城乡居民大病医疗保险和职工基本医疗保险门诊共济保障机制无须再行单设，应当尽数统筹归入法定基本医疗保险。

（一）基金筹措

1. 不同基金的归并

既然法定医疗保险对其他各种医疗保障制度进行了统筹，那么其基金的来源也应相应归入。国务院在 2015 年就发布了《关于全面实施城乡居民大病保险的意见》。该意见明确规定，从城乡居民基本医保基金中划出一定比例或额度作为大病保险资金。由此可见，大病保险基金从设立之初就来源于城乡居民医疗保险基金。① 在 2021 年的《关于建立健全职工基本医疗保险门诊共济保障机制的指导意见》中，国务院要求将在职职工个人账户中，由个人缴纳的基本医疗保险费的 2%，以及退休人员养老金的 2%，计入门诊共济保障机制统筹基金②。换言之，大病医疗保险的全部资金和门诊共济保障机制的部分资金本就来源于职工和单位缴纳的保费。因此，在归并时实际上无须再行操作，只需按照原来路径征缴保费即可。至于职工门诊共济保障机制统筹机制中来源于养老保险基金的部分是否需要继续划入法定医疗保险基金的问题，笔者认为不应当继续划入，理由是各保险项目的基金应分账管理，专款专用，不能混用。在 2010 年的《社会保险法》的第 64 条也有明文规定："社会保险基金专款专用，任何组织和个人不得侵占或者挪用。"将养老保险基金划入法定医疗保险基金实际上是违反了社会保险法之规定的。如此，法定医疗保险基金实际上最终源于两个部分：城镇职工基本医疗保险基金和城乡居民基本医疗保险基金。

2. 筹集标准

法定医疗保险的参保人是全体公民，参保是每一位公民的义务，具有强制性，即所谓"强制各参其保，人人缴费参保"[221]。参保对象确定之后，我们还需要考虑资金筹集标准的问题。前文已述，法定医疗保险基金源于当前医疗保障其他制度的基金的归并，且最终由城镇职工基本医疗保险基金和城乡居民基本医疗保险基金两个部分组成。但当前我国城镇职工基本医疗保险基金和城乡居民基本医疗保险基金的缴费标准和待遇是不统一的，且明显城镇职工基本医疗保险的缴费标准和待遇要高一些，所以二者归并之后按照何者的标准来征缴保费是一个不可回

---

① 参见国务院办公厅 2015 年《关于全面实施城乡居民大病保险的意见》（国办发〔2015〕57 号）。

② 参见国务院办公厅 2021 年《关于建立健全职工基本医疗保险门诊共济保障机制的指导意见》（国办发〔2021〕14 号）。

避的问题。

笔者认为，应当按照城镇职工医疗保险的标准来计算资金的筹措标准，理由在于：其一，实行普惠医疗保障制度之后，随着医疗保障水平的提高，公民的医疗服务需求会有所增长。这是有据可循的，我国基本医疗保险制度建立健全之后，我国的医疗费用出现了大幅增长①。这是因为基本医疗保险制度尚未建立之前，患病的公民所需的医疗费用需要完全自付，这对于收入微薄的某些家庭来说直接压抑了其医疗需求，民间谚语"小病拖，大病扛，重病等着见阎王"便是此种现象的生动写照。同样地，普惠医疗保障制度建立之后，公民的医疗需求必然会有明显增加，这就需要更多的资金来源。其二，当下职工医疗保险的待遇要高于居民医疗保险的待遇，我们构建普惠的法定医疗保险为全体公民提供公平的医疗保障待遇，这一待遇的标准只能以职工医疗保险待遇为标准，因为如果以居民医保待遇为标准，则意味着全国的医疗保障水平整体下降，这与我们的初衷是南辕北辙的。综上所述，法定基本医疗保险基金的筹集标准应当以当前城镇职工医疗保险基金的筹集标准为参照。

此外，社会医疗保险费用不合理增长，严重影响我国医保基金安全与社会医疗保障事业的可持续发展[222]。因此，国家应当逐步构建起政府、社会、企业以及公民共同参与的法定医疗保险控费机制，实现医疗保险治理的现代化。

3. 增加国家补贴力度

当前我国居民医保筹集时，国家运用财政资金对不同地区的公民给予了不同程度的比例，而我们建立法定基本医疗保险制度之后，将职工基本医疗保险基金筹集标准作为参照，这意味着原来居民基本医疗保险的参保对象所需缴纳的费用会有所增加。这会增加改革的阻力，而且居民基本医疗保险参保对象本就是未就业的公民群体，增加保费可能会影响他们的收入，这也不利于贫富差距的消除[223]。因此，对于这一部分基金的缺口应当由国家财政资金来予以补贴和填补。加大国家财政资金在医疗保障领域的支出力度，不仅是国际通行做法，也是我国社会主义优越性的具体体现。

综上所述，法定基本医疗保险基金的筹集机制，可以参照当前城镇职工基本医疗保险基金的筹集标准，由国家财政资金、用人单位和劳动者，以及原城乡居民基本医疗保险的所有参保对象共同缴纳保费，其中城乡居民医疗保险基金的不足部分由国家财政资金补齐。随着我国经济的不断发展，国家还应逐步上调法定医疗保险的缴费标准。

---

① 参见江锦荣等，《医疗费用增长的原因分析及对策》，2010 年《第二届全国医院医保管理学术年会论文集》，第 405 页。

4. 账户设置

当前我国医疗保险账户设置实行"统账结合"的模式。其最初的经验是来自国务院 1994 年启动的医疗保障制度改革"两江试点"①。1998 年，国务院发布《关于建立城镇职工基本医疗保险制度的决定》，正式建立了城镇职工基本医疗保险，在基金筹集方面，采用了"统账结合"的模式。即职工所缴纳保费全部计入个人账户，企业所缴保费少部分计入个人账户，其余计入社会统筹账户；统筹账户统筹支付，个人账户专项用于本人支出②。"统账"模式建立的初衷在于防止政府财政负担过重，并且提高患方的节约意识[224]。统筹账户的存在与医疗保障制度建立的初衷是相符的。但医保个人账户设置的合理性则越来越受到质疑。例如，有学者认为个人账户资金的权属关系不明确、角色定位模糊[225]，财产的权属不明可能导致其自身存在安全风险以及使用成本较高的弊端；个人账户的存在使得部分资金不能在参保人之间流动，削弱了医疗保险制度的互助和共济性[226]；个人账户资金沉淀过多，造成大量资金闲置[227]，从而导致医保基金承担货币贬值的风险；更有学者直言不讳，认为个人账户未能实现医疗费用控制功能，应当予以取消[228]。

笔者认为，个人账户设置的初衷是好的，在我国医疗保险制度的发展过程中也发挥了一定的积极作用。但是上述个人账户存在的各种弊端也确实使得其存在的合理性受到影响。此时，我们不妨回到个人账户设置的初衷——缓解财政负担、提升患方的节约意识来思考是否应该继续保留之。个人账户导致大量保险基金闲置，削弱医保制度的共济性，这其实反而会引起医保基金的使用效率下降，使得国家需要花费更多财政资金予以补贴；同时，个人账户并没有能够产生控制医疗费用的功效，或者说功效并不明显。故而，我们的结论是：在普惠医疗保障制度中，个人账户应当废除，其中的医保基金应当全部划入统筹账户。这在现实中也是有实践依据的，例如东莞的医疗保障制度就没有建立个人账户[63]。

（二）保障对象及水平

1. 保障对象

普惠医疗保障制度，所针对的对象是全体中国公民，理由主要如下：

（1）医疗保障权是一种人权，人权是人作为人应当享有的权利。为全体公民提供公平的医疗保障，是尊重和保障人权的体现。

（2）公民在法律面前一律平等，这是我国宪法的原则，意味着公民不应该受

---

① 参见国务院《关于江苏省镇江市、江西省九江市职工医疗保障制度改革试点方案的批复》（国函〔1994〕116 号）。

② 参见国务院《关于建立城镇职工基本医疗保险制度的决定》（国发〔1998〕44 号）。

到不公正的对待。医疗保障制度是国家法制的重要组成部分，其必须平等地给予每一位公民应有的医疗保障待遇。

（3）我国当前实施的基本医疗保险制度已经达到"基本全民覆盖"的效果，普惠医疗保障制度也应延续这一"公平理念"。

（4）"以人民为中心"既是中国共产党执政理念的体现，也是医疗保障普惠理念的源头活水。"以人民为中心"要求医疗保障制度要从人民的根本利益出发，在医疗保障制度建立和实施过程中决不落下任何一位公民。

2. 保障水平

普惠医疗保障制度设立的最终目的是要为全体公民提供平等的医疗保障待遇，使得所有公民在患病就医时除了个人保费无须支付任何费用。但是这一目标的实现必然要以强大的经济实力作为支撑，我国当前仍处于社会主义初级阶段，难以达到一步跨越的效果。因此，目前而言，普惠医疗保障制度仍应当设置合理的报销比例，日后随着国家财政收入的提高再进行动态调整、稳步提升。在支付方式上开展以价值为导向的医保支付方式改革，明确价值导向，使医疗保险制度回归初心，即回归到"患者价值"本源上，实质上是为全体人民购买"健康的价值"，推动价值医疗的实现[229]。同时，在人口老龄化日益加重的社会背景之下，法定基本医疗保险还应当效仿"二战"后日本医疗保障制度的改革特点，即顺应老龄化社会的发展，将医疗与保健相结合，并将预防、保健作为老年人医疗保障的重要组成部分[230]，使医疗保障制度在不增加运行成本的前提下，承担一部分养老保障的功能。

三、商业健康保险制度

商业健康保险制度是由保险机构独立运营、参保人自愿投保、自主缴费的营利性健康保险制度，是普惠医疗保障制度的重要组成部分，而不应将其视为社会基本医疗保险有限的、简单的补充。商业健康保险能够提升国民的医疗保障水平，因此也是很重要的[231]。世界银行在1994年提出了社会保障的三层次理论：第一层次是强制性的社会保险，即所有公民都需要购买，这是出于社会连带和增进集体共同利益层面的要求；第二层次是企业补充医疗保险，本质上属于企业为其员工提供的福利或其吸引优质人力资源的手段；第三层次是由税收政策支持的个人保障制度。其中的第二层次往往都包含了商业健康保险制度[232]。因此，无论一个国家是否发达，商业健康保险都有其存在的必要性[233]。在我国，随着国家的发展进入新时代，国民收入不断增高，人民群众对美好生活的需求日益提升，对医疗保障的需求也不再满足于基本医疗保险，愈发多元[234]。市场化的商业健康保险能够为参保人提供更高质量的医疗保障需求，因此，该制度与我国当前的国情十分契合。

在 2014 年和 2015 年，国务院办公厅先后印发《关于加快发展商业健康保险的若干意见》《深化医药卫生体制改革 2014 年工作总结和 2015 年重点工作任务》两个重要文件，提出发展商业健康保险有利于满足人民群众多样化的健康保障需求、促进健康服务行业的发展①，也再次强调商业健康保险的重要性②。2022 年 1 月 7 日，全国人大常委会委员、农工党中央专职副主席杨震率队赴中国银保监会开展"加快发展和完善商业健康险"座谈交流，其在座谈会中指出"培育提高人民群众参保商业健康险意识，用正确眼光看待商业健康险的内涵和作用"③。可见，商业健康保险在一国之医疗保障体系中不可或缺，其能够为公民提供多元化的医疗保障需求，弥补法定医疗保险的不足。尤其是自 2016 年城乡居民基本医疗保险合并之后，有学者采用倾向得分匹配和双重差分（PSM-DID）方法进行分析，发现两险的合并可能会带来医疗保险待遇的提升，但同时也会增加医保基金的筹资压力和财政负担，在这种情况下，财政压力会倒逼商业健康保险发展，以减轻财政负担[235]。普惠医疗保障制度强调政府责任，着力提升公民医疗保障待遇，必然也会面临财政负担过重的问题。因此，商业健康保险作为普惠医疗制度的一个重要组成部分，显得更加不可或缺。

（一）当前我国商业健康保险制度的弊端

就当下而言，我国商业健康保险呈现出保费大幅度增长、保险市场仍有巨大潜力、保障待遇水平有所提升、业务规模庞大以及运营体系日趋成熟等特点[236]。因此，本书不重新构造新的商业健康保险体系，只需对其在现有体系上进行改进即可。结合现有研究，我国商业健康保险还存在以下几个缺陷与不足：

1. 角色定位模糊

商业健康保险是医疗保障制度的重要组成部分，该制度的存在具有不可否认的必要性。而为了使整个医疗保障体系都能够发挥出其应有的医疗保障功能，我们在制度设计上就必须厘清它的角色定位。当前，学界对于商业健康保险的定位主要有三种观点：

（1）介入论[237]。即商业健康保险可以凭借自身的专业性优势介入医疗保障体系，弥补社会医疗保险的低效率问题。这一观点实际上是站在制度的承担主体角度而言的。由于具有商业性，商业健康保险的经营者在利益追逐的需求引导下，

---

① 参见国务院办公厅《关于加快发展商业健康保险的若干意见》（国办发〔2014〕50 号）。

② 参见国务院办公厅《关于印发深化医药卫生体制改革 2014 年工作总结和 2015 年重点工作任务的通知》（国办发〔2015〕34 号）。

③ 参见《杨震率队赴中国银保监会座谈交流》，中国农工民主党官网 http：//www. ngd. org. cn/xwzx/ywdt/c672f74ef56845449bdb96d1bc1ab62a. htm，最后访问日期：2022 年 1 月 12 日。

其更可能和更有动力尽己所能提高服务质量和效率。

（2）挤压论[238]。此种观点认为随着基本医疗保险保障水平的不断提高，商业健康保险的市场份额会相应萎缩。此观点将商业健康保险与基本医疗保险相互对立，忽略了二者之间实际上有一种互补和过渡的关系。我们认为，从服务质量层面来讲，商业健康保险就是基本医疗保险制度的高级阶段。

（3）补充论[239]。这一观点认为商业健康保险的功能在于补充社会医疗保险的不足之处。

此三种观点有各自的合理性，这也是目前学界对商业医疗保险定位未达成一致认识的原因。

2. 保障功能不足

经过多年发展，我国商业健康保险的保费收入取得了长足的进步。2009 年，保费收入为 574 亿元；2018 年时，这一数据已经增长到了 5 448.13 亿元。但是商业健康保险的保费收入在 GDP 中的占比仍然较低，就以 2018 年为例，占比仅为 0.61%[240]。从中国保险行业协会的调查报告《2018 中国商业健康保险发展指数报告》中可知，我国大中城市健康险市场的渗透率仅为 9.1%[241]。同时，为了避免保险公司的过高亏损，多采取"医保目录内的个人自付住院医疗费+少部分特定药品费"的策略。这虽然能够有效降低赔付的保费，但也带来了赔付率低、保障范围收窄等问题[242]。其自身在基础建设、产品开发等方面的问题及经营专业性不足也导致了商业健康保险难以发挥出应有的制度功效[243]。

3. 运营规范性较差

（1）由于缺少有效的监管，商业健康医疗保险产品的质量参差不齐，没有统一的标准。在服务内容和质量上差异较大，侵害消费者合法权益的现象也时有发生[244]。与其他商品一样，市场化的健康保险服务质量，不但与经营者本身的经营技术有关，而且与市场监管密切联系。

（2）产品单一，创新性不足。相对于发达国家近三百年的保险市场发展，我国商业健康保险仍处于早期阶段。在产品创新、营销管理等方面还存在诸多不足，同时，缺少专业性的人才也是造成这一局面的原因之一[245]。实际上，这与市场竞争状况也有一定关系。充分竞争的市场，能够促使经营者具有源源不断的动力改进自身产品；否则，其将面临被淘汰的风险。

（3）目前商业健康保险行业还面临着道德风险和逆向选择、相关法律法规不健全等诸多问题[246]。因此，在将当前我国的商业健康保险纳入普惠医疗保障制度的同时，我们还需要对其本身的弊端予以改进。

（二）对当前商业健康保险的改造

1. 厘清商业健康保险法律地位

商业健康保险的角色定位非常关键，对医疗卫生系统的影响不容忽视[247]。学界对商业健康保险制度的定位所持有的三种观点各有弊端，具体如下：

（1）就介入论来看，这一观点强调社会医疗保险的低效率问题导致商业健康保险的介入，但这一观点只是表述出社会医疗保险在医疗保障领域的主导地位，并未将商业健康保险的定位清晰地刻画出来。

（2）关于挤压论，这种观点实际上忽视了商业健康保险本身所独有的不可替代的价值。比如商业健康保险具有激励性，用人单位可以用来吸引优秀的劳动者。此外，即便医疗保障的水平会不断提高，但是公民的医疗保障需求也可能会不断增长，商业健康保险的市场份额也会随之提升，何来"挤压"之说？

（3）补充论的观点支持者众多，确实也有较大的合理性，但是这可能与多元化医疗保障体系的目标相背离。且在我国当前医疗保障水平仍然不高的情况下，将其视为补充并不符合事实情况。

基于上述三种观点的优缺点，笔者针对商业健康保险的定位提出"协作论"。即在"普惠"医疗保险制度中，商业健康保险与法定医疗保险共同协作，互相分工，共同为公民提供多元化的医疗保障需求。这一观点并非笔者杜撰，有研究显示：总体来看，我国基本医疗保险促进了商业健康保险的发展[248]，且随着我国经济水平的提升，社会医疗保险的完善将全面带动商业健康保险的快速增长[249]。这说明，二者并非竞争关系。其实也不难理解，因为它们的基本属性不同：基本医疗保险是政府为全体公民提供的公共产品，商业健康保险则是保险公司为有钱人提供的保险商品。我国本就实行公有制为主体，多种所有制并存的经济制度。也就是说，在顶层设计上，二者根本就是协作关系。

2. 规范与促进并举

针对商业健康保险保障性不足的问题，国家应当增加促进其发展的力度。例如税收抵扣优惠。财政部、税务总局等三部门于 2017 年发布的《关于将商业健康保险个人所得税试点政策推广到全国范围实施的通知》中，明确规定个人只要购买了商业健康保险的，可以在当月抵扣，即进行税前扣除①。但随着个税改革之后，这一政策对纳税人群的吸引力就有所减小了[250]。因此，国家还应及时出台税收优惠等策略来鼓励商业健康保险的发展。但仍需注意的是，不但要促进发展，更要规范发展。政府在对商业健康保险的业务经营（如保险员资格、告知义务

---

① 参见财政部、税务总局、保监会 2017 年《关于将商业健康保险个人所得税试点政策推广到全国范围实施的通知》（财税〔2017〕39 号）。

等)、资金运用(如待遇支付标准等)情况进行监管的同时,还要注重对其服务质量(如免责范围的限制等)进行监督和规范,以确保商业健康保险的功能(补充法定医疗保险待遇、提升保障水平等)作用得以充分彰显[251]。具体而言,国家要健全商业健康保险行业法律法规,发挥法律的规范作用。以此促进行业内部产品标准的统一,提高商业健康保险的保障质量,真正发挥出其应有的功效。

3. 促进商业健康保险与普惠法定医疗保险的有机衔接

鉴于设立目的、费用筹集模式、待遇标准、支付方式等的不同,基本医疗保险不会对商业健康保险市场产生挤压影响,因为它们之间并不是非此即彼的竞争关系,而是相互协作,共同服务于多层次的全民医疗保障目标。换言之,二者应当紧密结合,有机衔接。因此,我们应当通过以下几个方面的措施来实现这一目标[252]:

(1)推动基本医疗保险与商业健康保险信息互联、互通和共享。保险之所以能够成为一种产品并营利,是因为精算这种技能的存在。而精算对数据本就存在天然的依赖性,在大数据时代,保险精算获取海量数据具有充分的可能性,而且能够促进保险产品的精准度,既能帮助被保险人成功抵御健康风险,也能使保险公司赚取相应的利益。因此,政府应当探索推动两险在信息上互联互通和共享。

(2)建立合作模式灵活、基金运作更有效率的医保管理机制。我国当前的保险基金结算压力过大,其原因在于社保部门对基金的增值保证能力较弱,而商业保险公司在这方面具有天然的优势。因此,推动医保体制机制改革,在明确商业保险公司与社保部门各自的职责前提下,促进医保基金的保值增值,应当作为普惠医疗保障制度需要实现的目标之一。

(3)构建产品相互补充、全面覆盖、层次结构更合理的保障体系。再次明确二者的定位:在普惠医疗保险体系中,法定医疗保险是主体制度,是公民医疗保障待遇的主要提供者;而商业健康保险是较高层次医保待遇提供者[253]。因此,国家应当出台商业健康保险产品指南,明确法定医疗保险制度"能力"之外的领域,以引导商业保险公司有针对性地设计商业健康保险产品。

四、医疗救助制度

医疗救助制度是指对于患病而又无经济支付能力的公民,政府运用来自财政以及社会慈善等途径取得的资金对其予以专项帮助的一种医疗保障制度[254]。在普惠医疗保障制度中,公民需要支付的费用主要包括法定医疗保险的保费以及报销范围之外的医疗费用,这就可能出现某些公民因为经济条件较差而不能承担前述费用的情况。此时,就需要医疗救助制度来对这一部分公民提供支持,帮助他们缴纳应支付的费用。我国当前已经建立起医疗救助制度。我们探讨普惠医疗保障制度的建立并非要推翻现行所有的医疗保障制度，相反，我们要充分吸收原有制度的优点，摒弃其弊端，以及借鉴有益的国际经验。故本部分对医疗救助制度的探讨先从其制度现状入手，再来发现其弊端并进行改进。

（一）我国医疗救助制度现状

1. 制度设计

我国当前的医疗救助制度主体框架主要包括基金筹集、救助对象、支付机制三个方面。

（1）基金筹集[①]。医疗救助基金筹集的责任主体是县级以上地方人民政府，基金来源主要包括四个途径：一是地方各级政府的财政预算和彩票公益基金中的部分资金；二是社会各界资源捐赠的资金；三是医疗救助基金产生的利息收入；四是按照规定可以用于医疗救助用途的其他形式的资金。

（2）救助对象[②]。医疗救助的重点对象应为最低生活保障家庭成员和特困供养人员，以维持其基本生活。同时，低收入家庭的老年人、未成年人、重度残疾人和重病患者等困难群众，以及县级以上政府规定的其他特殊困难人员，将逐步被纳入救助范围。同时，还积极探索对产生高额医疗费用的患者实施救助。在以上各种救助对象中，若有重病重残的儿童，则加大救助的力度。

（3）支付机制[③]。对救助对象所应承担的基本医疗保险应当承担的个人缴费部分予以补贴；对产生高额门诊费用和住院费用的患者给予年度救助限度范围内的资金救助；通过向定点医院预付资金，方便救助对象看病就医；救助标准分类分段设置；对于同一类救助对象，原则上个人自付费用越多，救助比例越高。

2. 医疗救助制度实施效果及其评价

就 2021 年来看，全国医疗救助基金支出为 619.90 亿元[④]，较 2020 年的 546.84 亿元增长 73.06 亿元[⑤]，增幅为 13.36%；资助参加基金医疗保险的人数高达 8 816 万人，较 2020 年的 9 984 万人减少 1 168 万人，享受医疗救助待遇人数的减少，实际上说明更多人享受到了基本医疗保险待遇；全国次均住院救助、门诊救助分别为 1 074 元、88 元，2020 年为 1 056 元、93 元。从以上数据可以看出，基于我国的人口基数，我国医疗救助制度运行情况良好，能够做到坦然面对近亿人的医疗救助

---

① 参见《城乡医疗救助基金管理办法》第 5 条。
② 参见《国务院办公厅转发民政部等部门关于进一步完善医疗救助制度全面开展重特大疾病医疗救助工作意见的通知》（国办发〔2015〕30 号）。
③ 参见《国务院办公厅转发民政部等部门关于进一步完善医疗救助制度全面开展重特大疾病医疗救助工作意见的通知》（国办发〔2015〕30 号）。
④ 参见国家医保局官网，《2021 年全国医疗保障事业发展统计公报》。
⑤ 参见国家医保局官网，《2020 年全国医疗保障事业发展统计公报》。

需求，同时也体现出制度覆盖范围极广，深入贯彻落实"应救即救"原则；但从救助额度来看，我国医疗救助制度的救助力度仍然较小，门诊救助费用均低于100元，这与公民的医疗费用开支情况仍不匹配。

（二）当前医疗救助制度的弊端

1. 法律制度不健全

我国当前在医疗救助领域的立法尚有许多不健全之处，几乎处于空白状态。医疗救助制度被分散规定到其他法律之中。譬如，《基本医疗卫生与健康促进法》第83条只是原则性规定国家完善医疗救助制度，虽然目的是保障符合条件的困难群众获得基本医疗服务，但没有可操作性措施。又如《传染病防治法》第62条中规定，对患有特定传染病的困难人群实行医疗救助是国家的责任。这两部法律虽然都有关于医疗救助制度的条文，但由于十分笼统，只能将其作为医疗救助制度确立的依据。对于具体执行而言，它们几乎没有实用性。相比之下，2019年颁布的《社会救助暂行办法》第五章，以专章共6个条文对医疗救助制度进行了具体规定，但是操作性仍然较低。例如第31条规定，医疗救助制度要与基本医疗保险、大病医疗保险相衔接，该条款仍需要细化，因为只是在原则性上规定了应当衔接，而对于如何衔接，则只字未提，无法实现立法目的。以"医疗救助"为关键字在"威科先行数据库"进行法律法规检索发现，与检索词相关的全国性文件仅有810部，而地方性文件则高达近20 000部，数量差距十分明显。医疗救助制度的实际操作指导多依靠行政规范性文件的指导[255]。另外，我国将医疗救助制度置于社会救助制度的体系之中，2022年实施的《社会救助法》关于医疗救助的条件较为苛刻，有些应该受到医疗救助的对象未能及时获得救助。

2. 筹资渠道过于单一

医疗救助制度需要足够的资金支持，因此一个良好的筹资机制能够使医疗救助制度在发挥有效作用的基础之上实现可持续发展，但当下我国医疗救助制度的筹资机制还存在一些弊端。

（1）筹资主体过于单一。我国的医疗救助制度的筹资主体为县级以上地方人民政府。由政府作为筹资主体具有组织能力强、公信力高等优点，但同时筹资效率的不足也会随之产生。

（2）资金来源单一。《城乡医疗救助基金管理办法》第5条规定了4种资金来源：地方各级政府的财政预算和彩票公益基金中的部分资金、社会各界资源捐赠的资金、医疗救助基金产生的利息收入以及按照规定可以用于医疗救助用途的其他形式的资金。但是据学者统计，在2009年至2014年间，医疗救助基金主要来源于三大途径——中央财政资金、地方财政资金和社会捐赠资金，三者的比例大致为12：6：1[256]。可见，不同渠道所筹集的资金比例严重失调，而且几乎源于央地两级政府的财政输血。这不但给国家财政带来巨大的负担，而且还降低了医疗救助制度抗风险能力。

3. 救助效能不足

根据学者的调查结果，当前的医疗救助制度所发挥的救助效率和效果仍难以令人满意。数据显示，在调研样本中，仅有 42.27% 的城市困难样本和 31.65% 农村困难样本认为医疗救助制度的作用很大；在农村样本中，甚至出现 13.92% 的比例认为医疗救助制度毫无作用。除此之外，在城市和农村困难样本中分别有 49.48% 和 44.22% 的比例认为医疗救助标准太低，50.86% 和 46.94% 的比例认为大病医疗救助病种太少[257]。这些都说明，医疗救助制度在应救助对象中并未获得良好的口碑。而总体来看，这一局面实际上是由两个方面的原因导致的：即对象识别不够精准和统筹级别较低[258]。

（1）对象识别不精准。譬如，符合医疗救助条件的对象大都是大病保险的参保者，而大病保险的参保者却不一定符合医疗救助条件，这就导致了一部分大病患者被排斥在医疗救助制度之外[259]。

（2）统筹级别较低。目前我国医疗救助制度统筹级别尚不够高，不少地区在设计医疗救助政策的时候较为保守，比如病种目录狭窄①、救助限额不够高[260]。种种限制的存在，导致被救助对象获得救助待遇的难度有增无减。

（3）医疗救助制度救助形式过于单一[261]，救助标准非普惠性明显。由于立法层级较低，各地政府在规定医疗救助标准时呈现宽严不一、相互差异，从而导致了医疗救助制度的非普惠性。此外，虽然国家层级的法规和规章规定了资助参保参合、因病致贫救助、定额救助等救助形式，但实际上许多地区仅仅落实了资助参保参合一种。

（三）普惠理念下的医疗救助制度

1. 贯彻法治国理念，立法在先

贯彻全面依法治国理念，建设中国特色社会主义法治体系，完善普惠理念下的医疗救助制度，必须坚持立法先行，发挥立法的引领和推动作用，抓住提高立法质量这个关键[262]。医疗救助制度改革必须坚持立法先行，这一点在日本医疗救助体系的发展过程中表现得尤为明显。有学者提出，日本之所以能够在全世界范围内较早地建立起了完备的医疗救助制度，其最重要的一条经验便是坚持立法先行的原则[263]。日本医疗救助立法经历了如下沿革[264]：1932 年，日本颁布《救护法》，开始动用国家力量为贫困人群提供医疗救助，这也标志着日本近代意义的医

---

① 目前我国对重大疾病并没有统一的界定，在大病保险中通常是以列举的方式将尿毒症、儿童白血病、肺癌、胃癌等 20 种疾病纳入大病保障范围。

疗救助体系的建立;"二战"后,日本有 1 300 万失业人口以及大量的生活贫困者,社会对医疗救助制度的需求十分急切,于是日本在 1946 年出台了《生活保护法》,这是日本现代医疗救助制度的开端,其真正在法律上确立起国家对于处于贫困的公民应当承担医疗救助责任;1950 年,为了转变医疗救助的方式,日本对《生活保护法》进行了一次整体性的修改,修改后的医疗救助更加强调受助者自立。为了使国家的救助资源能够发挥出更大效率,日本于 2013 年再一次修订《生活救助法》,加大对受助者个人财产和健康等方面状况的监督力度[263]。我们可以看出,日本的医疗救助制度立法或者修法的逻辑有如下规律:社会现实状况—催生制度需求—出台法案—照法案施行。按照如此逻辑周而复始,每一次的医疗救助改革都有法可依。我国当前在医疗救助领域缺乏法律层面的规范性文件,实际执行只能依靠政府的行政规范性文件,这并不利于国家医疗救助制度的长远发展。

2. 促进资金筹集渠道的多元化

医疗救助基金是医疗救助制度能够发挥实际作用的基础[265]。而医疗救助是一项公共产品,强调国家责任[266]。因此,国家在医疗救助基金的筹集过程中必须要承担起主要责任。从国际社会的医疗救助实践来看,也确实如此,各国财政资金构成了医疗救助基金的主要来源[267]。但是即便如此,为了提高基金的抗风险能力以及尽量减轻国家财政负担,构建多元化的基金筹集渠道也是必要的。慈善机构的影响力不可忽视,但目前我国在这一方面还有待完善。就以 2012 年为例,全年全国慈善机构接受国内外捐赠金额仅占我国 GDP 的 0.16%,而同期美国的慈善捐赠则占其本国 GDP 的 2%,且当年美国的 GDP 两倍于我国[268]。当前,我国的医疗救助基金筹集模式最大的缺点在于社会慈善捐赠资金占比过少[269]。因此,我们有必要出台相应的政策鼓励社会慈善事业的发展。尤其是在中共十九届四中全会之后,党中央和国务院重视发挥第三次分配作用,积极鼓励发展慈善等社会公益事业,以促进共同富裕[270];大力推动社会慈善捐赠与医疗救助制度密切相连,使之成为医疗救助基金的重要来源渠道显然格外符合这一政策。这也必将成为将来我国分配制度改革的重要切入点。

3. 救助目标的再厘定

探讨社会救助制度的目标我们应当回到制度设计的初衷去。普惠医疗保障制度并不能为公民提供完全免费的医疗保障服务,其中公民尚需自行负担的费用为法定医疗保险的保费以及报销范围之外的医疗费用。既然存在公民需要自行支付费用的情形,那么就存在某些公民因为经济原因而缺乏支付能力的可能。因此,我们在普惠医疗保障体系中保留了医疗救助制度。这便是医疗救助制度设计的初衷。此外,医疗救助制度实际上还承担了反贫困的职能。随着我国脱贫攻坚任务的顺利完成,我国绝对贫困现象减少,但相对贫困现象则日益凸显。因此,医救助制度也应在救助对象范围、救助标准等方面进行改革，以适应新时期社会发展的要求[271]。再结合国外经验来看，国际社会对于医疗救助制度的定位都是以保证医疗服务的最终享有为目标[272]，这与"普惠"医疗保障制度中的"健康公平"理念也是高度契合的。综上所述，医疗救助制度的救助目标有两方面：一是帮助所有被迫退出法定健康保险的公民重返其制度覆盖范围；二是帮助所有在支付除报销之外的医疗费用有困难的公民获得应有的医疗服务。可见，在这一目标的框架之下，将医疗救助制度提升到国家级别的统筹成为必然。

4. 救助对象的识别机制

在医疗救助中，最重要的环节之一便是能够准确识别救助对象，这直接关系到制度是否能够真正发挥其应有的社会作用[273]。我国当前对于医疗救助对象的确定主要是以民政部门对城乡低保对象的认定情况为依据，这本质上是一种以收入为标准的识别机制[274]。这一识别方式的优点在于操作简单，节约成本；但是其弊端也尤为明显，因为并非所有需要医疗救助的公民都被纳入了城乡低保范围。这就降低了医疗救助的制度功效，例如，某些因病返贫、致贫的人群就难以被覆盖。域外各个国家都有适合其本土的一种救助对象识别机制，且各有优点，因此，前述问题的解决我们可以借鉴国外经验。

德国根据家庭收入和医疗费用支出的情况来识别救助对象[275]。就德国模式而言，其优点在于考虑到公民的实际医疗费用开支情况，这对于医疗救助基金的利用效率而言，极其有利，既不会浪费资金，也可以最大限度帮助需要救助的公民。

英国从年龄、收入和特殊需要三个方面来识别救助对象[275]。英国模式则考虑到了年龄情况。显然，处于不同年龄阶段的公民，其医疗需求情况是有巨大差异的。一般而言，老年人的医疗需求最大，中青年公民的医疗需求最小。因此，不同年龄阶段的公民在医疗救助力度方面应当有所区别。

澳大利亚根据年龄、收入以及抚养儿童的情况来识别救助对象①。澳大利亚模式的特点在于将抚养儿童情况作为识别因素。由于抚养儿童数量难以造假，而且识别简单，更重要的是，抚养儿童的确可能导致家庭开支较大，从而对医疗救助产生需求。因此，澳大利亚模式也值得我们学习。

新加坡设置专门机构来受理医疗救助申请[273]。新加坡模式的优势在于其设置了专门机构，既保证了业务的专业性，也有助于提高医疗救助制度的实施效率和质量。

不同年龄、收入等特点的公民，其对医疗救助的需求程度是有着显著差别的，实施精准救助、分类救助，是使该制度能够发挥应有功能的有效路径[276]。鉴于域外经验，笔者认为我国应当综合考虑收入、年龄、抚养儿童以及医疗费用支出的

---

① Australia Government Department of Services, Concession and health care cards, 2015.

情况来进行救助对象的识别。理由在于：首先，医疗救助制度设置的目标本就是帮助某些有经济困难的公民，因此收入应当作为对象识别机制的第一要素；其次，当前我国的人口结构正经历老龄化、人口出生率下降的趋势。老年人群体是疾病的多发群体，医疗救助制度应当将其作为重点对象来进行考虑；同时，为了鼓励生育，也应考虑为抚养儿童数量较多的家庭提供医疗救助服务。最后，医疗救助的制度目标之二本就是解决高额的医疗费用，因此，医疗费用的支出情况也应纳入救助对象识别机制。

另外，我们还应设置及时的退出机制，对于那些已经不符合医疗救助条件的公民，应当将其及时移出医疗救助对象的范围，以免造成医疗救助基金的不必要开支。对于退出机制的执行，我们可以学习新加坡设置一家专门机构来完成。由于我国已经成立了国家医保局，所以只需在该局内部设立一个专门部门来实施医疗救助机制。其具体职责应包括：及时受理公民的医疗救助申请，并判断申请人是否属于救助范围；主动发现不符合救助条件的公民，并在通知该公民之后进行相应的退出操作。如果被退出的公民有异议的，也可以向该机构申诉，其应当受理并依法作出处理。

5. 救助方式与模式

（1）救助方式。就2022年的《社会救助法》第30条来看，我国当前的医疗救助方式主要分为两类[277]：一是资助参保参合，二是资助报销范围之外的个人及其家庭难以承担的部分医疗费用。在普惠医疗救助制度中，个人所需负担的医疗费用只有两类，即法定医疗保险的保费和报销范围之外的公民难以承担的医疗费用。因此，资助方式的选择与当前并无二样，只需继续实行即可。

（2）救助模式。救助模式分为事先救助和事后救助两种。前者是指事先确定救助对象，在其看病就医时由医疗服务机构直接同救助机构结算；后者是指救助对象在就医时需要先自行垫付医疗费用，待事后向救助机构报销[278]。两种模式的差异在于救助对象对于医疗服务的可及性不同。事后救济的模式很有可能造成某些公民因为没有足够的支付能力而不能及时就医的现象，这与医疗救助制度设计的初衷是完全背离的。因此，对于医疗救助的模式应当选择事前救助模式，这也符合国际的通行做法。

第四节　普惠医疗保障的配套制度与措施

前节我们提出了以法定医疗保险制度为主干、以商业健康保险制度为补充、以医疗救助制度为例外的体系构想，但这只是我国普惠医疗保障制度的内容构成，服务于全面公共卫生和国民健康的战略目标。为了使它们得以有效运转，我们还需要实施与之配套的制度和措施。

一、优化分级诊疗制度

分级诊疗是指不同级别、类别的医疗机构之间按照一定的分工对患病者进行治疗的状态，其实质在于追求医疗资源配置和使用效率的最大化[279]。实际上，这一制度对我国而言有着十分重要的意义。现实中，我们发现，很多公民不管大病小病，在治疗时，其首选的意愿都是三甲医院，所以才有"去协和治疗感冒"的打趣。这是一种不合理的就医心理，与医患信任的缺失不无关系，不但会造成医疗资源的严重浪费，而且患者在头部医院过度集中也会影响医院的医疗服务质量和患者的医疗体验，加剧医患关系的紧张性。分级诊疗制度将医疗服务机构划分为不同的层级，所追求的是一种垂直的医疗体系。其不但能够有助于优化医疗资源的布局，而且可以降低基层医疗机构的空置率，扭转长期以来大医院人满为患，而社区医院门可罗雀的怪异现象[280]。我国在《2014年政府工作报告》中已经有了要"健全分级诊疗体系"的设想①。一年后，国务院办公厅发布了《关于推进分级诊疗制度建设的指导意见》，在该意见中正式提出推进分级诊疗制度②。其实施模式为"基层首诊、双向转诊、急慢分治、上下联动"，这是非常合理的分级诊疗思路。必须要认识到的是，分级诊疗制度在世界发达国家已经实施很多年，是较为成功的医疗模式。因此，它是国际、国内学界公认的能够较为有效地缓解民众"看病贵、看病难"问题的制度设计[281]。它与普惠医疗保障制度具有高度的适配性，因此我们在构建普惠医疗保障制度时有必要将其作为配套制度。

（一）分级诊疗制度在我国的实践

自从2015年国务院办公厅发布《关于推进分级诊疗制度建设的指导意见》，全国多地展开了推进分级诊疗制度工作的相关部署。截至2016年10月底，全国共有31个省、自治区、直辖市和新疆建设兵团（不包括港澳台）都印发了关于分级诊疗制度体系的相关文件；2017年，分级诊疗试点城市已经达到321个[282]。在长期的实践中，各地大致形成了5种发展模式[281]：

（1）以慢性病为突破口的模式。即通过探索对糖尿病等慢性病的社区规范管理，引导居民实现慢病自我管理。其主要的举措包括由三级医院托管基层医疗机构，并对其进行业务指导，逐步提升基层医疗机构服务能力和水平；在医保报销政策上实行差异化管理，引导居民在基层就诊；制定基层病种目录，明确诊治路

---

① 参见《2014年政府工作报告》，http://baike.sogou.com/v76127907.htm#para2，最后访问日期：2021年8月27日。

② 参见国务院办公厅《关于推进分级诊疗制度建设的指导意见》（国办发〔2015〕70号）。

径，上下联通，双向转诊。

（2）以构建医联体为切入点的模式。此模式的路径为推动各级医疗机构建立医联体，全面实现医疗资源的共享，在人、设施等方面全面提升基层医疗机构的服务能力，同时建立家庭医生服务团队和专科疾病医联体。

（3）以诊疗病种为抓手模式。即先按照诊疗病种的特性进行分类，然后明确各级医疗机构所服务的病种类别，患者应当根据病种在各级医疗机构之间进行逐级转诊，除特殊情况外不得越级。

（4）以家庭医生签约服务为基础的模式。即居民在与社区家庭医生签约时，还可以分别再与一家区级、市级医疗机构进行签约。一旦签约居民生病，他可以根据自身情况选择任何一家签约医疗机构就医；如果需要转院治疗，转诊手续需通过家庭医生或者签约医疗机构医生出具。

（5）以医保政策引导的模式。即通过调整医保报销政策，给予按照分级诊疗规定的患者较高的报销比例，反之则予以较低的报销比例。

（二）分级诊疗制度的主要困境

1. 基层医疗机构服务能力不足

我国正在推动实施的分级诊疗制度，将"基层首诊"放在第一位，这是该制度的根本价值，因为只有这样才能避免病患集中到大医院。顶层设计已经完成，法律规定亦有明文，扎实落实分级诊疗任务的关键主体是基层医疗机构、社区医院等。因此，基层医疗机构是分级诊疗制度的第一环节，基层医疗机构的设置、服务能力、服务质量等都事关分级诊疗制度能否正常运转。但就当前而言，我国的基层医疗机构的服务能力还有待提升[283]，这主要表现在基层医疗机构专业人才匮乏、资源匮乏、设备落后等方面[284]，这一现象的主要原因在于国家对基层医疗机构在资源投入方面政策倾斜不够，同时，基层的薪酬待遇低、各种公共设施落后难以吸引到高素质的人才下沉。

2. 公民的就医心理没有转变

高级别的医疗机构所提供的医疗服务质量较高，这是事实。每一个人渴望有健康的身体，面对疾病，大部分人愿意不惜代价地就医诊治。民间一直就有"黄金有价药无价"的说法，这反映的是公民对于高质量的医疗服务的需求。因此当需要就医时，大部分人都倾向于选择能够为自己提供高质量医疗服务的医疗机构。这恰恰是与分级诊疗的制度设计相违背的。另外，医疗行业向来存在信息严重不对称的特点[285]，医方掌握的信息远远多于患方。当基层医疗机构不能为公民提供满意的医疗服务时，这种信息不对称就会转变为"不信任"，进而引发医患纠纷。久而久之，这种不信任就会固化在患者的观念里，促使患者在以后需要就医时直接转向高级别的医疗机构。

（三）优化分级诊疗制度的措施

1. 加大基层医疗机构建设投入，提升服务质量

（1）加大政府对基层医疗机构的财政支持力度，使优质医疗资源实现区域均衡分布。基层医疗机构是民众可及性最高的医疗资源，是"基层首诊"的实际承担者，充当着国民"健康守门人"的角色。在分级诊疗制度"基层首诊"的制度路径下，基层医疗机构的重要性更加凸显。因此，中央政府应当加大对基层医疗机构的财政支持力度，形成长效的补偿机制，提升其在执行分级诊疗制度中的积极性。

（2）加强基层医疗机构人力资源建设。高素质人才的匮乏是基层医疗机构的"通病"，而分级诊疗制度的通畅运行离不开大量高素质的基层全科医生[286]。因此，国家需要建立健全全科医生培养体系，加大对全科医学毕业生的培养力度，并制定相应的政策鼓励他们下沉到基层。

（3）明确基层医疗机构的定位。根据医学研究和人们的经验，大概 80% 的疾病都可以在社区医院或基层诊所得到治疗，只有大约 20% 的疾病才需要去大医院[287]。基层医疗机构的职能在于"首诊"，因此相关部门应当出台文件规范基层医疗机构专注于"首诊"，全面提升其在"首诊"过程中的服务能力和质量，与群众建立起良好的信任关系。

2. 全面推进家庭医生制度

在推进和落实分级诊疗制度过程中，其关键环节是要建立家庭医生制度[288]。为了建立家庭医生制度，2016 年 6 月国务院医改办等印发《关于推进家庭医生签约服务的指导意见》。该意见强力实施 6 年多以后，我国的家庭医生制度体系已具雏形[289]。但就目前来看，我国的家庭医生制度在运行上还存在一些困境，如家庭医生在数量和质量上均有待提高、激励机制有待完善、签约配套政策不完善[290]。因此，在大力培养全科医生的同时，国家还应出台相关政策保障全科医生向家庭医生的顺利转变，保障家庭医生在数量和质量上的持续供给性；应为家庭医生提供完善的保障措施，建立起有效的激励相容制度，为家庭医生提供良好的执业环境；合理的家庭医生执业规模是保障签约群体获取基本医疗保障、提高医疗服务利用效率的有效方式[291]，故应当合理设置家庭医生的执业规模，兼顾生产率和服务质量，让被服务对象获得高效优质的就诊体验。在对当前家庭医生制度有效改进的基础上，将其全面推行，使家庭医生在实现"基层首诊"功能中发挥出应有的作用。

3. 全面扭转群众就医心理

前文已述，群众就医心理主要表现在两个方面：其一是因渴望高质量医疗服

务而拥向高级别的医疗机构；其二是因为缺乏对基层医疗机构的信任而不愿到基层就诊。因此，扭转群众就医心理也应对症下药，分别就上述两个方面来展开。一方面，针对群众倾向于选择高级别医疗机构进行就医的心理，需要加强宣传和教育，要让群众明白，大部分疾病可以在基层得到有效治疗；另一方面，关于医患之间的信任问题，既要加强对基层医务人员的教育、引导，使他们在诊疗工作中能够多站在患者的角度考虑，同时更要全面提升基层的医疗救治水平，使群众真正感受到大部分疾病在基层可以得到有效治疗。为了配合前述工作的展开，我们还应当改革医保报销政策，使患者得到尽量大的报销比例，从经济上引导他们信任基层医疗机构。如此，我国的分级诊疗制度便可以顺利解决基层首诊率低的问题。

二、合理规划医疗资源的区域分布

医疗资源是指社会在提供医疗服务过程中占用或消耗的各种生产要素以及人力资源的总称，它具有有限性、选择性和多样性的特点[292]。医疗资源的有限性是指人们在医疗上的需求不能获得社会医疗资源的无限供给。选择性是指医疗资源的使用需要考虑机会成本的问题。多样性则是指人们用于满足自己医疗需求的资源种类较多。当国家或者地区经济发展不发达时，上述三大特点尤其是"有限性"这一特点会更为明显[293]。这就产生了医疗资源的配置或者分布的问题。我们认为，健康权是一种基本人权。在一个国家内部，健康权意味着公民人人都享有维持自己身体健康的权利，这就包含了公民能够平等地获得医疗资源的权利。促进医疗卫生资源的合理配置，有助于使城乡及区域医疗保障协调发展[294]。因此，一个国家的医疗资源应当根据公民的需求在空间上均衡分布。

（一）我国医疗资源分布现状

经过多年的发展，我国医疗资源的分布现状有以下几个特点：

（1）优质医疗资源分布不均衡。其表现为行政级别越高的城市，所拥有的优质医疗资源越多。相关研究结果显示，我国最好的100多家医院主要分布于21个城市，其中有20个城市是省会或者副省级城市[295]。

（2）城乡分布不均衡。城市医疗资源要比农村医疗资源多。譬如，农村地区每千人口中的卫生技术人员、每千人口中的执业医师、每千人口中的注册护士均不到城镇同类人员的50%[296]。另外，在每千人的床位数上，农村地区数量也少于城市地区。有学者研究发现，农村医疗卫生服务可及性的基本症结，主要在于医疗资源的失配（供需矛盾）[297]。

（3）医疗机构内部分布不均衡。例如，《2020年我国卫生健康事业发展统计公报》显示①，截至 2020 年年末，我国卫生人员总数已高达 1 347.5 万人，其中 811.2 万人分布在医院，占比为 60.2%，434 万人分布在基层医疗卫生机构，占比仅为 32.2%。基层医疗卫生机构对于公民来讲，是可及性最高的医疗资源，堪称公民健康的"守护人"，但是分布在基层医疗卫生机构的卫生人员仅占分布在医院的人数的一半左右。

总体来看，我国医疗卫生资源分布并不均衡，这就可能导致医疗资源分布较少的地区，公民的健康权难以得到保障。因此，在全面建立起普惠医疗保障制度之前，国家应该先着手推动医疗资源的合理布局。

（二）促进医疗资源均衡分布

1. 促进优质资源分布均衡

对于优质资源分布不均衡的局面，主要可以从两个途径解决：

（1）使现有优质资源下沉或者共享。这一途径主要是试图通过优质医疗机构（如三甲医院）的专家下沉到基层卫生医疗机构参与基层会诊、坐诊等方式弥补基层医疗机构在技术上的不足；在互联网技术的支撑下，这一方式甚至可以表现为远程诊治会诊。但是这一途径只能暂时缓解基层医疗机构的困难，并不能根治。

（2）扩容优质医疗资源。对于优质医疗资源分布较少的地区，国家要加大政策扶持力度，通过新建、扩建或者改建的方式，增加优质医疗机构的数量，在必要时还可以通过支持优质民营医疗机构的方式来达到这一目的。相比之下，这一途径直接增加了优质医疗资源，可以从根本上扭转优质医疗资源分布不均衡的状况。

2. 强化基层医疗机构的公益性

作为公共产品，坚持公益性质是我国医疗卫生事业的基本价值取向[298]；尤其对于离公民时空阻隔最小的基层医疗机构而言，这一取向的重要性更为凸显。公益性即具有使他人或者公众获得利益的特性[299]，是指在个体或者组织使大多数人或者公共整体获得利益，而其自身没有获得相应超额补偿的行为性质[300]。医疗卫生服务为广大人民群众提供了医疗服务和健康保障，保障国民的健康权，是国家公共事业的重要组成部分，又具有慈善事业性质和社会福利性质，而不是以商品和商业行为评价医疗卫生服务[301]。医疗机构是医疗服务的主要供给者，更应体现公益性。作为独立的运营机构，基层医疗机构必然也会产生运营成本，在提供医疗服务过程中适当获取成本补偿是可以允许的；但是必须要认识到，医疗资源是

---

① 参见《2020 年我国卫生健康事业发展统计公报》，国家卫生健康委员会 http：//www.nhc.gov.cn/cms-search/xxgk/getManuscriptXxgk.htm？id＝af8a9c98453c4d9593e07895ae0493c8，最后访问日期：2021 年 8 月 27 日。

公共产品,具有公共属性[302]。因此,基层医疗机构必须要强化自身的公益性。国家可以通过加大对基层医疗机构的补贴力度来达到这一目的。这就是说,基层医疗机构在"通过市场机制获取利益补偿"和"秉持公益性、非营利性"这二者间必须要寻求相当程度的平衡。这种平衡在国家的经济实力未达到绝对强大之前显得更为重要。但不管如何,基层医疗机构可以不通过市场机制获取利益补偿,却决不能失去公益性。

3. 鼓励、支持医疗卫生人才下沉

"保基本、强基层、建机制"是实现健康中国目标的核心策略。当前我国的基层医疗卫生队伍建设还存在诸多方面的短板[303]:数量不足,尤其是全科医生短缺;年龄结构老化,青黄不接;专业性较低,服务能力不强,应急处理能力不足;人才机制不健全。国家应当为基层卫生工作人员提供更多的发展资金,在政策制定方面,要多向他们倾斜[304]。同时,基层卫生机构所在地一般都分布在基础设施不健全的地段,国家应当在住房、医疗、教育、体育等方面着力完善当地基础设施,对于暂时难以完善的地区,可以为基层卫生工作人员提供相应的补贴,以此鼓励更多的高层次人才下沉到基层去。此外,有关基层医疗队伍待遇政策的落实还需要有充分的监督机制[305],否则容易出现"雷声大,雨点小"的尴尬局面,这会使基层医疗岗位的吸引力进一步降低。另外,能够吸引人才只是第一步,留住人才则是更为关键的一环。因此,有关管理部门需要构建起针对基层医疗卫生人才的持续性激励制度[306],让他们能够在基层获得"成就感""荣誉感""归属感",进而全方位融入基层医疗卫生事业当中去。

4. 充分利用数据化技术

人工智能、算法、大数据等技术日益成为治理的重要手段[307]。在大数据时代,我们应该充分利用大数据的技术优势,充分挖掘医疗数据价值,实现医疗卫生的信息化①。具体而言,要把医疗与信息技术结合在一起,实现以医院为中心,把医院、社区和家庭连成一体,缓解医疗服务供给的"碎片化"影响[308],实现医疗资源的合理配置[309],进而推动医疗保障的数字化(智慧医保)建设[310]。在劳动关系领域,有学者已经引入了算法管理的概念,即算法管理是实现企业运营管理的算法化,指企业利用算法技术组织劳动者完成工作任务的一种内部管理手段和方式。虽然算法管理是企业管理的一种方式,是组织劳动者进行劳动的重要工具[311],但不可否认的是,实现劳动力资源的合理配置是算法管理所追求的主要目

---

① 医疗卫生信息化是指在医疗卫生体系下构成的相关方,包括各层级医疗机构、卫生服务机构、医疗监管机构、医疗卫生服务人员、医疗卫生服务对象等,利用信息技术,提高医疗卫生服务质量,加强医疗卫生行业监督监管、促进医疗卫生信息交流或知识共享,以此推进医疗卫生改革、发展和转型的过程。参见史今驰,《大数据时代的医疗革命》,天津科学技术出版社 2019 年版,第 21 页。

标之一。在医疗保障领域，我们同样需要追求医疗资源的合理、高效配置。此外，算法管理以海量的数据作为支撑，而医疗服务的过程同样会产生数以兆计的数据。因此，有关部门应当逐渐探索将算法管理的模式应用于医疗保障领域，这不但有助于为广大人民提供高效、优质、适当的医疗资源，促进医疗保障制度普惠化程度的大幅提升，在算法决策的模式之下，还能在一定程度上避免"骗保""过度医疗"等各种医疗矛盾现象的发生。

第五章 "以人为本"的普惠生育保险制度

　　根据《社会保险法》之规定，生育保险制度的功能在于为被保险人提供生育医疗费用和生育津贴两项待遇。从这一层面来讲，生育保险制度与医疗保险制度有着密切的联系，二者都承担了一定的医疗保险功能。实际上，2019年国务院办公厅印发《国务院办公厅关于全面推进生育保险和职工基本医疗保险合并实施的意见》之后，我国生育保险和基本医疗保险制度就进入了合并实施的轨道。因此，我们探索建立普惠医疗保险制度的同时，不能抛下生育保险制度的普惠化改革。再加之，在我国人口形势不容乐观的现实状况下，生育保险制度确实应该进行普惠化改革，以使其能够尽最大限度减轻公民的生育成本。

　　20世纪以来，我国人口少子化和老龄化日趋严重[312]。截至2020年，我国65岁以上的人口比例已达13.5%，远高于世界平均水平9.3%[313]。同时，国家统计局数据显示，过去10年我国人口年均增长率已经降至0.53%（自1953年中国开始组织人口普查以来最低），总和生育率仅为1.3[314]。这表现为人口自然增长率和年净增人口数逐渐走低[315]。总之，人口结构亟须优化。在此背景下，中共中央、国务院于2021年6月26日发布了《关于优化生育政策促进人口长期均衡发展的决定》（以下简称《决定》），正式推行"三孩政策"，并提出要通过完善生育保险制度来达到降低生育成本的目的①。生育保险制度是指通过国家立法，在妇女因生育子女而暂时中断劳动时由国家和社会及时给予物质帮助的一项社会保险制度[316]。颇为遗憾的是，我国当前的生育保险制度还存在着一些弊端，诸如覆盖范围过于狭窄、政策标准不统一[317]、保障水平参差不齐[318]、企业责任过重、国家责任不足、法治化程度不高等[319]。由于这些缺陷的存在，我国的生育保险制度在降低生育成本、提供生育支持等方面难以发挥出应有的作用，甚至被有些学者视为阻碍生育基本公共服务均等化的因素[320]。应当注意的是，相比"二孩"而言，"三孩"生育会使公民所面临的成本问题更加凸显。换言之，"三孩政策"的出台

---

　　① 参见中共中央、国务院《关于优化生育政策促进人口长期均衡发展的决定》。

对生育保险的制度功效提出了更高的要求，因此对其进行适当改革，探索建立一种普惠性生育保险制度便具有了重要的时代意义和社会价值。

第一节　我国生育保险制度的现状和缺陷

从数据上来看，我国生育保险制度已经取得了较为显著的成就，制度惠及职工群体超过两亿，在国务院的推动之下，已经实现了和医疗保险合并办理。然而，该制度仍然存在诸多缺陷：制度公平性不足、法治化程度不高、责任分担机制不合理、发挥的实际效果有限。

一、生育保险制度现状

2020 年，全国参加生育保险 23 567 万人，享受各项生育保险待遇 1 167 万人次，生育保险人均生育待遇支出为 21 973 元[321]。从上述数据来看，我国的生育保险制度建设已经取得了阶段性的成就。具体而言，目前该制度有如下特点：

（1）从待遇享受主体来看，仅包括已婚女职工及职工未就业配偶。这也就意味着尚有诸多女性公民因生育行为造成的风险不能被生育保险制度化解。

（2）与职工基本医疗保险合并办理，生育保险基金归并职工基本医疗保险基金，不再单列。"两险"实现四个统一：统一参保登记，统一基金征缴和管理，统一医疗服务管理，统一经办和信息服务。

（3）虽然其制度内容分散在《社会保险法》、《中华人民共和国妇女权益保障法》（以下简称《妇女权益保障法》）、《中华人民共和国人口与计划生育法》（以下简称《人口与计划生育法》）、《女职工劳动保护特别规定》、《企业职工生育保险试行办法》等多部全国性法律文件中，但统筹级别较低，在实际操作上仍以地方性政策为指导。

（4）仅由用人单位承担缴费责任。缴费责任主体越广泛，生育保险基金在来源上就越多样，也就意味着基金的可持续性和抗风险性越强；反之，越弱。

（5）生育保险待遇主要包括生育医疗费用和生育津贴两项。前者包括检查费用、接生费用、手术费用、住院费用和与生育相关的医疗费用等；后者是指针对因生育享受产假、计划生育手术休假以及法律、法规规定的其他情形下的女职工，按照其所在用人单位上年度职工月平均工资计发津贴。

二、当前生育保险制度的缺陷

1. 制度公平性不足

生育保险作为一项事关万千家庭生育成本的重要制度，其必须秉持公平理念。

（1）生育是人类得以繁衍的必要行为，关系到人口存续和社会进步[322]。理论上，每一位女性都是这一过程的主要承担者。换言之，所有妇女的生育行为都能够给其所处的社会带来相同的价值，任何女性因生育而付出的代价都需要获得相同的认可，不应被差别对待。由此可见，社会应当努力推动生育保险待遇覆盖所有育龄女性，使之拥有享受公平生育保险待遇的机会。完善的生育保险制度是尊重妇女生育的社会价值、实现社会经济和人类自身可持续发展的重要制度保障，同时也是社会文明的体现[323]。

（2）从法理上来看，《宪法》第 33 条规定，公民在法律面前一律平等，女性公民平等地享有生育保障权当然也属于其中的应有之义。对照我国现行生育保险制度，其在公平性方面有待改进，主要体现为两个方面：一方面，在适用对象上，仅有女性职工且在已婚的条件下才有机会享受生育保险待遇。生育保险是全民福利，生育权的行使并不以就业或者结婚作为前提条件，所有分娩的女性均应当享有生育保险待遇[324]。确切说，不论职业或婚姻状况如何，公民在生育这一行为上并不会有任何差异，因此不应在生育保障上受到区别对待。另一方面，在待遇支付上，女职工可以享受生育医疗费用和生育津贴两项，而男职工未就业配偶则只能享受生育医疗费用[325]。

（3）因统筹层次不高，各地在各自区域范围内实施的生育保险制度也有不公平的现象[326]。例如，有的城市规定参加基本医保的灵活就业人员只享受生育医疗费用待遇，不享受生育津贴，而有的城市则规定这两种待遇对于灵活就业人员而言都可以享受[327]。

2. 法治化程度不高

（1）规范过于分散有损其制度内容的系统性和协调性，甚至会阻碍制度的实施。我国当前尚无一部专门的《生育保险法》，生育保险制度被分散规定在《社会保险法》①《妇女权益保障法》②《人口与计划生育法》③《女职工劳动保护特别规定》④《企业职工生育保险试行办法》等多部法律文件之中。

（2）前述几部法规中涉及生育保险制度的规定较为粗略，可操作性不强、强

---

① 《社会保险法》开辟专章，对生育保险制度进行了规定。

② 《妇女权益保障法》第 29 条第一款规定："国家推行生育保险制度，建立健全与生育相关的其他保障制度。"

③ 《人口与计划生育法》第 24 条第一款规定："国家建立、健全基本养老保险、基本医疗保险、生育保险和社会福利等社会保障制度，促进计划生育。"

④ 《女职工劳动保护特别规定》第 8 条规定："女职工产假期间的生育津贴，对已经参加生育保险的，按照用人单位上年度职工月平均工资的标准由生育保险基金支付；对未参加生育保险的，按照女职工产假前工资的标准由用人单位支付。女职工生育或者流产的医疗费用，按照生育保险规定的项目和标准，对已经参加生育保险的，由生育保险基金支付；对未参加生育保险的，由用人单位支付。"

制性不足。例如,《妇女权益保障法》和《人口与计划生育法》只在原则上确认"国家应建立生育保险制度",《社会保险法》仅用了 4 个条款对生育保险制度进行粗略规定,《企业职工生育保险试行办法》则属于部门规章,层级较低。

(3) 政策性文件可以有效推动制度改革,却无法促使制度安排走向成熟,更不能维护制度的统一与公平[328]。以"生育保险"为标题关键词在"北大法宝"平台进行检索,可检索到各种类型的地方政策性文件高达 1 570 部①。这表明,生育保险制度在实施时主要以低级别的行政规范文件为指导,上位法几乎缺位,极易导致生育保险制度在各地落实过程中出现差别对待的情况。

3. 责任分担机制不合理

早在 1957 年,莱宾斯坦就在《第三世界的人口增长和经济发展》一书中提出了孩子的"成本—效益"理论,他认为孩子的生产会产生直接成本和间接成本,前者如因生产而带来的费用,后者则包括公民因生育而放弃的工作机会和收入等[329]。此外,社会学中也有"母职惩罚"的说法,即在职场上,工作母亲与无子女的女性相比,在薪酬、发展机会方面均存在劣势[330],表现为退出劳动力市场[331]或者职业上升存在阻碍[332]。上述理论均说明,公民可能会因为生育而付出较大的代价。有学者指出,由于生育而带来的成本(如经济压力大和时间缺乏[333])已成为当前阻碍公民生育意愿增强的一大重要因素[334]。因此,构建一种高效、公平的生育成本共担机制,分担公民的生育成本,进而促进生育率的提高已经逐渐成为共识[335-336]。

国际劳工组织第 103 号公约认为,为减轻劳动力市场的歧视,雇主不应单独承担其雇用的妇女的生育津贴费用②。遗憾的是,当前我国生育保险缴费的责任完全由企业承担,国家责任在此过程中体现得极少。在新时期,为了鼓励公民生育,我国各地各级政府纷纷出台各种措施,比如近年来常被提及的生育假奖励。从目前已经出台的文件来看,各地政府在给予生育假的同时并未考虑到用人单位的成本问题。例如,山东烟台中院在一个生育津贴纠纷案件判决书中写道:"在生育保险未能将该六十天产假的生育津贴纳入社保统筹的情况下,应当由用人单位参照烟台经济技术开发区人力资源和社会保障局医疗保障处标准支付吴雅萍产假津贴"③。这就造成了"政府请客,企业买单"的不公平局面,给企业增加了不少经营负担。

然而,正如费孝通所言,生育是损己利人的[337]。生育行为会消耗生育者的精力甚至健康,但其所创造的价值可以使整个社会受益,其利益相关者主要包括国

---

① 检索时间为 2021 年 11 月 25 日。
② 《1952 年生育保护公约(修订本)(第 103 号公约)》第 4 条。
③ 参见山东省烟台市中级人民法院(2022)鲁 06 民终 2082 号民事判决书。

家（劳动人口数量得到增长）、企业（人力资源供给更加充足）和公民（后代得以延续）[338]。因此，作为受益者之一，国家在生育保险责任主体中不可或缺，其应当更积极地承担相应责任。

4. 生育保险功能发挥的实际效果有限

根据学者的测算，生育"二孩"的成本颇大。研究人员随机抽取广州、重庆、武汉、南昌、潍坊和玉溪 6 个城市作为研究样本，对上述地区公民 2015 年生育"二孩"的成本进行测算，发现生育过程所耗费用竟分别高达 31 500 元、29 500元、29 500 元、19 500 元、19 000 元、14 000 元（这些费用仅仅只是公民生育"二孩"的直接成本，并不包含因生育而丧失的劳动收入等成本）。但根据国家医保局数据，2020 年生育保险人均生育待遇支出仅为 21 973 元（包括生育医疗费用和生育津贴两项）。这说明，生育保险待遇难以补足公民的直接生育成本。再者，2020 年全国参加生育保险 23 567 万人，享受各项生育保险待遇 1 167 万人次，仅占参保人数的 4.95%[339]。然而，第七次全国人口普查结果显示，截至 2020 年年底，我国育龄妇女人数超过 3 亿。换言之，我国还有大量的育龄妇女处在生育保险制度的覆盖范围之外，且制度覆盖范围之内的育龄妇女仅有极少数实际享受到生育保险待遇。因此，为了尽可能释放出社会的生育潜能，我国当前的生育保险制度还需要发挥出更大的实际效果。

第二节　普惠生育保险：内涵、价值及优势

普惠理念追求的目标永远是要在公平性的前提下，使全体国民共享国家发展的成果。即便当下我国生育保险制度与职工基本医疗保险制度已经实现了合并实施，但实际上二者在适用场域上仍有所区别，前者为疾病，后者为生育。因此，医疗保险与生育保险与普惠理念结合之后，其具体含义也会有一定的差异。前文已述及普惠医疗保险的含义，本部分则探讨普惠生育保险的内涵。

一、生育保险制度"普惠"的内涵

"普惠"一词近年来在中央层级的文件中频频出现①。在各种文件中，该词语的含义虽然没有被明确界定，但其通常与"养老""托育""医疗"以及"公共服

---

① 譬如，在《"十四五"积极应对人口老龄化工程和托育建设实施方案》（发改社会〔2021〕895 号）中出现了 34 次，在《国务院办公厅关于促进养老托育服务健康发展的意见》（国办发〔2020〕52 号）中出现了 8 次，在《支持社会力量发展普惠托育服务专项行动实施方案（试行）》（发改社会〔2019〕1606 号）中出现了 42 次。

务"等连在一起。事实上,"普惠"在不同的语境下有着不同的解释。在金融领域,它是指能有效、全方位地为社会所有阶层和群体提供服务的金融体系[340];在养老制度中,是指所有国民都有权利通过享受政府财政补贴和个人缴纳部分费用保障其晚年基本生活需要的一种社会养老保险制度[135];在社会福利领域,"普惠"则是指"针对全体国民"[136];在义务教育领域,"普惠"即"普遍惠及",表现为"无歧视性或普及性"[137]。与之相对应,国外学者经常使用的术语则是"普遍主义"[341],其意为保证全体公民都能享受到社会福利和公共服务[342]。

基于上述内容,可得出以下结论:首先,对于"普惠"的定义,国内外的学者主要基于制度所针对对象的广泛性来展开讨论;其次,"普惠性金融"还从制度实效的角度来对"普惠"进行考察,强调"有效性";最后,"普惠"通常用来修饰各种"公共服务",以表明该种公共服务具有较强的均等性和公共属性。遗憾的是,学界目前尚无"普惠生育保险"的提法,遑论对其进行明确界定。笔者认为,根据"普惠"一词在其他领域的内涵,再结合生育保险本身的含义,普惠生育保险制度是指能够为所有国民提供适当生育保险待遇的一项社会保险制度。这意味着"普惠"不仅体现在对象上的广泛,还在于效果上的适当①,有学者将此种效果总结为"愿生即能生"[343]。

应当注意的是,虽然普惠生育保险的适用对象广泛、效果适当,但就目前而言,其仍属于"生育保险"范畴,而非"生育保障"或者"生育福利"。理由在于:

(1)普惠生育保险不等同于生育保障。从生育保障的内容(待遇)而言,其包含了"孕产妇医疗保健""新生儿母亲的带薪产假""父亲的陪产假""父(母)亲的育儿假""就业反歧视保障""工作场所健康保障""产后喂奶便利""社会化的儿童照护服务"等[344],普惠生育保险并不能囊括"就业反歧视保障""工作场所健康保障"等内容,可见,普惠生育保险实际上只是生育保障体系的一个主要组成部分。

(2)普惠生育保险不是生育福利。社会福利是保障与改善国民生活质量的重要社会制度安排,学界通常把它与社会保险、社会救助一起共同称为社会保障体系[345]。从历史的发展来看,社会政策的演进过程基本上是按照以社会救助制度为主到以社会保险制度为主、再到以社会福利制度为主的逻辑脉络[346]。社会保险的功能是"分散风险",具有共济性[347];社会福利则是为了使公民生活得更好[348];普惠生育保险的目的在于"分散生育成本(风险)"。而且,我国将"生育保险"与"医疗保险"合并办理,决定了普惠生育保险并不能跳出"保险"的范畴而成为"福利"。

---

① 所谓适度是指所有女性皆可以通过普惠性的生育保险制度免去一切因生育而产生的直接成本。

二、生育保险制度"普惠"的价值

只有生育率维持在较稳定的状态下才能满足未来劳动力的供给并创造更多社会财富[349]，进而有助于化解由于人口结构失衡引起的诸多难题。早在 2016 年 12 月，国务院就发布了《国家人口发展规划（2016—2030 年）》，对我国人口形势作了综合研判——生育率水平持续下降，人口老龄化不断加剧，并基于此提出了"人口均衡发展国家战略"①。联合国发布的《2019 年世界人口展望》显示，中国的人口将在 2019—2050 年减少 3 140 万②，这表明我国实现人口均衡发展目标仍然承压不小。习近平总书记在 2021 年中央人才工作会议上指出，"国家发展靠人才，民族振兴靠人才"[350]。人口是社会发展的主体，是源源不断的人才力量之所在。由此可见，实施积极的人口政策、全面降低公民生育成本、促进人口出生率提高已经成为当下我国经济社会发展的不二选择。法律制度是社会现实与社会理想的协调者[351]。普惠生育保险制度在适用对象上具有广泛性，在制度效果上具有适度性——免去女性因生育行为而产生的所有直接成本，即女性公民因生育所产生的所有医疗费用以及在此期间因不能劳动而失去的收入都可以通过生育保险制度获得弥补。因此，普惠生育保险制度能够服务于"积极应对人口老龄化""人才强国"等国家战略，具有十分重要的战略价值。

三、生育保险制度"普惠"的优势

（一）普惠生育保险制度可以最大限度地实现公平之目标

原因主要在于：其一，"普惠"决定了其所能够覆盖之群体乃是全体女性公民，不管是否拥有职工身份，不论婚姻状况，都有平等的机会获得生育保险所提供的待遇；其二，以全国性的生育保险法律规范为指导，在全国范围内统筹实施，生育保险待遇的保障水平不会因人因地而异，可以大大提升制度公平性[352]，弥补当前的生育保险制度在公平性方面的不足。

（二）普惠生育保险制度可以提升其法治化程度

依法治国是国家治理现代化的前提和保障[353]，2014 年，中共中央发布的《关于全面推进依法治国若干重大问题的决定》也明确提到：做到重大改革于法有据③。诚然，生育保险制度在推行和改革方面均应严格坚持立法先行的原则。普惠生育保险制度在适用对象、条件、筹资以及待遇等各方面对所有公民一律平等对

---

① 参见国务院《关于印发〈国家人口发展规划（2016—2030 年）〉的通知》（国发〔2016〕87 号）。
② 参见联合国官网 https：//www.un.org/zh/global-issues/population。
③ 参见中共中央 2014 年《关于全面推进依法治国若干重大问题的决定》。

待,可以为制度统筹层次的提高、统一推行扫清障碍,进而有助于推动生育保险法的出台,一举结束当前"内容分散、规范泛滥、上位法缺位"的局面,从根本上提升我国生育保险制度的法治化程度和权威性。

(三) 普惠生育保险制度所依赖的责任分担机制更加合理

因为其具有更强的公共属性,强调国家责任,所以在生育成本的分担过程中,国家、企业和公民"各司其职"。企业不再是生育保险费用的唯一承担者,这实际上可以直接促成一种可持续的生育成本分担机制。此乃构建普惠生育保险制度之必要性的第三个方面。

(四) 普惠生育保险制度具有更加明显的实际效果

(1) 普惠生育保险制度在全国范围内统一实施,不仅可以促进制度的公平性和法治化,而且可以最大限度地拓宽制度的功能空间,从而大大提升其覆盖范围。

(2) 普惠生育保险制度以"免除公民因生育而产生的一切直接成本"作为制度目标,其所提供的生育保险待遇可以切实解决公民因生育行为而产生的所有直接开支以及所需的生活资料来源。

(3) 人口生产给公民造成的压力不仅体现为生育成本,更有养育成本[354]。

因此,普惠生育保险对公民生育成本的即时补偿,还可以直接起到减轻养育成本的作用,进而形成良性循环,持续激发公民的生育意愿。

第三节　构建普惠生育保险的可行性

构建普惠生育保险制度具有坚实的物质基础、法制基础以及政策基础。

一、构建普惠生育保险制度的物质基础

制度的建立与持续运行,离不开强大的物质基础[355]。从我国当前的国情来看,建立普惠生育保险制度并非"从零开始",相反,具有充分的物质基础,这主要表现为以下几个方面:

(1) 经过多年发展,我国在生育保险制度方面已经取得了巨大的成就。根据国家医保局统计数据,截至2020年,全国参加生育保险人数已达23 567万人。虽然生育保险参保人数尚有较大的上升空间,但是我国当前的生育保险制度已经能够承载数亿人的生育保障,这说明其具有稳固的根基和良好的制度韧性,足以应对未来的改革。

（2）2019年3月，国务院办公厅发布《关于全面推进生育保险和职工基本医疗保险合并实施的意见》[①]，正式推动生育保险和基本医疗保险制度合并实施。我国的基本医疗保险制度有着丰富的运行经验，两险合并之后，其可以在资金筹集、待遇发放、基金管理等多个方面为生育保险制度提供更加有效的制度经验。

（3）普惠生育保险制度具有足够的财力基础。由于职工基本医疗保险和生育保险合并实施时，生育保险基金被归并到基本医疗保险基金中，所以生育保险基金的充盈程度得到了巨大提升。

二、构建普惠生育保险制度的法制基础

国家的各项改革必须服膺于法治[154]，生育保险制度的改革也如此。从我国目前的法律规定来看，构建普惠生育保险制度具有多方面的法制基础。

（1）根据《宪法》第25条的规定[②]，国家推行计划生育，使人口的增长同经济和社会发展计划相适应。当前，我国的人口结构已经明显失衡：出生率下降、老龄化加速、性别比例失衡[356]。基于此，国家的生育政策逐步从"限制"转向"促进"[357]。生育保险制度作为国家生育政策的一个重要方面，也应随之调整，以保证能够承接国家在人口政策调整过程中所带来的压力和挑战。换言之，生育保险制度"普惠化"符合《宪法》中计划生育理念的变迁趋势。

（2）《妇女权益保障法》《人口与计划生育法》等法律文件中均有关于"推行、建立健全生育保险制度"的表述。在人口政策由消极转为积极之后，"健全生育保险制度"应解释为"不断扩大生育保险制度的覆盖范围，不断提高生育保障待遇，不断减轻公民的生育成本"，这与生育保险制度"普惠化"的改革路径是高度契合的。此外，《社会保险法》《企业职工生育保险试行办法》等规范则对生育保险制度的具体框架进行了搭建，为该制度的普惠化改革提供了坚实基础。

三、构建普惠生育保险制度的政策基础

除了物质基础和法制基础，普惠生育保险制度还具有党和国家的政策支持。

（1）2021年3月，全国人大公布《国民经济和社会发展第十四个五年规划和2035年远景目标纲要》，明确提出"实施积极应对人口老龄化国家战略""增强生育政策的包容性"。在人口出生率不断下降的语境中，"包容性"一词的含义应被解释为"提高生育政策支持力度，扩大政策享受主体"。普惠生育保险制度以"为

---

① 参见国务院办公厅《关于全面推进生育保险和职工基本医疗保险合并实施的意见》（国办发〔2019〕10号）。

② 参见《宪法》第45条：中华人民共和国公民在年老、疾病或者丧失劳动能力的情况下，有从国家和社会获得物质帮助的权利。国家发展为公民享受这些权利所需要的社会保险、社会救济和医疗卫生事业。

全体育龄女性提供适当生育保障待遇"为目标,与"包容性"的内涵具有异曲同工之妙。

(2) 2021年6月,中共中央、国务院颁布《关于优化生育政策促进人口长期均衡发展的决定》,文件中多次提到要"实施三孩生育政策配套支持措施",以此降低生育成本,释放生育潜能。为了最大限度实现"降低生育成本、释放生育潜能"的目标,扩大生育保险制度的覆盖范围和提升待遇水平是最直接有效的方式。普惠生育保险制度以"为所有女性公民提供适度的生育保障待遇,以解除她们因生育而承受的负担"作为目标,与党中央、国务院的文件精神高度契合。

(3) 22021年9月,国务院相继发布《中国妇女发展纲要(2021—2030年)》① 和《国家人权行动计划(2021—2025年)》②,两个文件分别提出了"完善生育保障制度""建立健全生育保护机制"和"减轻生育成本"等重要目标和措施。这表明,国家已经将解决妇女生育负担上升到了促进人权的高度。

(4) 不仅在中央层面,各地政策在扩大生育保险"包容性"方面也在迅速达成共识。例如,广西[358]、湖南[359]、马鞍山[360]等地纷纷出台政策将"三孩"生育费用纳入生育保险的支付范围,广东省甚至迈出了"推进跨省异地生育医疗费用直接结算"的步伐,江苏徐州则探索简化生育保险的办理流程[361]。在全国上下一心之际,普惠生育保险制度的建立和推行,时机已经成熟,也是大势所趋。

第四节 普惠理念的具体落实

将普惠理念贯彻到我国当前的生育保险制度中,使之具有"普惠性",首先需要确立起改革的指导原则,然后在此基础上进行具体落实。

一、普惠生育保险制度的指导原则

1. 共同责任原则

耶林认为,生命的繁衍是社会存在的四个基本需求之一[362]。生育可以增加社会人口总量,带来更大体量的劳动人口规模。在此过程中,包括国家、企业以及个人在内的社会整体都是受益对象。具体而言,人口的延续使得国家在经济和组织上得以维系[363],人力资源的供给为企业带来了更优的生产要素选择[364],生育

---

① 参见国务院《关于印发〈中国妇女发展纲要和中国儿童发展纲要〉的通知》(国发〔2021〕16号)。
② 参见国务院新闻办公室《国家人权行动计划(2021—2025年)》。

行为的完成实际上也是公民个体行使生育权和实现自身生育价值的过程。基于受益者担责理念，有学者提出了"生育责任伦理共同体"理论，即生育责任应由受益者共担[365]。在整个生育过程中，作为个体的男性和女性共同承担了生育行为，女性公民更是承担了妊娠的痛楚，因此，国家和企业应通过提供生育支持的形式来承担其应尽的责任。对此，国外学者甚至认为国家在此过程中应当承担最重要的角色[366]。此外，生育保险制度的普惠化改革难以避免地会出现由于新旧机制的更替所带来的不一致和不协调，从而引发体制型风险①。充分动员一切社会力量，在政府、企业、社区和非营利组织之间建立起共责风险治理机制，是应对这种风险的有效途径[367]。因而，共同责任原则的内涵可以概括为：国家、企业和公民三方共同完成生育过程之责任。

2. 普遍性原则

普遍性原则是指生育保险应当公平地使所有经历生育过程的公民享受到生育保险待遇。生育保险制度设计之目的乃是为女性公民的生育行为提供生育保障待遇[368]。正如联合国在《生育权是人权》一文中强调的，政府有关生育权的公共服务应当非歧视地向所有公民提供[369]。《经济、社会、文化权利国际公约（第19号一般性意见）》第4条也规定：缔约国必须尽最大能力采取有效措施实现所有人的社会保障权利②。凡是为社会承担了生育责任的公民都应具有相同的机会获得相同的生育保障待遇，这一权利不因身份、地域、民族等各种因素而受到任何影响。普遍性原则的本质是公平。失去了公平特征的社会保障就不再是现代意义上的社会保障[370]。生育保险制度作为社会保障体系的组成部分，应当保持公平的秉性。具体而言，在生育保险制度的具体运行中，无论是对象的识别、费用的缴纳、待遇的申领，还是其他各种情况，凡是承担了生育行为的女性公民，均应受到公正对待。

3. 奖励性原则

从制度理想上来讲，生育保险制度改革的"普惠"路径，其所追求的是：通过解决生育成本这一阻碍因素来引导公民产生生育意愿乃至于将生育意愿转化为生育行为，进而最大限度释放生育潜能。因此，从目的上来看，生育保险制度本质上是一种"鼓励"措施，这不仅体现为公民无须担忧生育的直接成本，而且能够从生育行为中获得奖励。

生育奖励的理念古已有之，早在罗马时期，统治者就通过赋予特权的方式来

---

① 所谓体制型风险，是指在社会转型时期，由于社会治理能力滞后于社会风险的变化而产生社会损失的可能性。参见：童文莹，林闽钢. 转型期我国体制型风险的成因及其治理［J］. 社会科学研究，2009（5）：94.

② 参见《经济、社会、文化权利国际公约（第19号一般性意见）》第4条。

奖励生育子女数量多的公民①。"三孩政策"实施之后，四川省攀枝花市和甘肃省临泽县推出了"育儿补贴政策"，即在孩子出生之后，每个月或者每年发放一定金额的育儿补贴费用，直至孩子 3 岁[371]。相比社会抚养费制度，这种补贴政策更多地属于生育奖励政策[372]。从奖励的法理特性来看，其与鼓励生育的政策目标高度契合[373]。然而，也有学者指出，虽然奖励政策有助于生育率的提升，但耗费巨大，我国应当谨慎使用[374]。即便两种观点针锋相对，然则均有合理之处。如果能够找到一种恰当的解决方案对二者进行调和，即可收获双重效果，而普惠生育保险制度便具有此种禀赋。其原因在于，普惠生育保险制度可以显著提高生育保障待遇，消除公民所有与生育相关的成本，甚至使公民因生育行为而获得成本之外的收益，进而实现"以补代奖"的效果。值得一提的是，在当前的法律体系之下，生育奖励制度的推行并非无据可依。例如，《人口与计划生育法》专门设有有关"奖励与社会保障"的章节，并明确"国家对实行计划生育的夫妻，按照规定给予奖励"②。因此，普惠生育保险制度应当坚持奖励性原则，在改革和发展过程中将其严格贯彻落实。

二、普惠生育保险制度的具体构建

普惠生育保险的制度框架主要包括适用主体、缴费和待遇标准、生育保险基金、管理和监督体制、法律责任等几个方面。结合上述原则，基本框架应作如下设计：

1. 待遇享受主体

全体女性皆可因生育行为而申领到生育保险待遇，无论是否具有职工身份、是否结婚等。换言之，待遇的享受主体与缴费的对象应当脱钩，妇女只要发生了生育行为，就应当成为待遇享受主体。

2. 责任分担机制

由各用人单位和各级政府承担生育保险缴费责任。用人单位负责缴纳职工的生育保险费用，地方各级政府应当每年从预算资金内为本辖区内非职业公民缴纳生育保险费。同时，鉴于劳动法规将劳动者的年龄资格限制在 16 周岁至法定退休年龄之间，且 16 周岁以下的公民均属于未成年人，生理结构尚未完全成熟，难以参与社会生育责任的承担，故各级政府只需按照年龄，即处在法定劳动资格年龄期间的公民数量计算应缴费用即可。此外，中央政府应为财政困难地区提供生育保险费用预算相关的转移支付。

---

① 例如，罗马人若生育子女数量达到三个，即可以获得免除一切税负、剧院专座的特权。参见：孟德斯鸠·论法的精神（上）[M]. 许明龙，译. 北京：商务印书馆，2012：506.

② 参见《人口与计划生育法（2021 年修订）》第 4 章。

3. 缴费和待遇标准

（1）缴费标准。根据《企业职工生育保险试行办法》，生育保险缴费比例最高不得超过职工工资总额的1%[①]，而人力资源和社会保障部于2012年发布的《生育保险办法（征求意见稿）》则将这一要求缩小至0.5%。2019年之后，国务院办公厅又印发《降低社会保险费率综合方案》，提出"降低社会保险费率，是减轻企业负担"[②]。再加之，一定期限内我国社会的生育规模几乎无骤增的可能性，只会保持稳定甚至降低，因此，生育保险待遇支出也就不会骤增。"以支定收"是社会保险基金的运行原则，因此，普惠生育保险制度，其缴费比例只会比0.5%更低，具体数值应由国家相关部门精算确定。

（2）待遇标准。普惠生育保险制度包括生育医疗费用和生育津贴。对于前者，应当以"消除妇女因生育而产生的所有医疗费用"为标准；对于后者，2000年国际劳工组织第183号《生育保护公约》要求，津贴的水平应确保妇女能够维持妇女及其孩子处于适当的健康条件和适当的生活水平[③]。结合我国的实际情况，应以社会平均工资作为基数按母婴人数计算，且应随实施情况的变化对基数进行动态调整，以"只升不降"为原则，贯彻奖励生育的理念。

4. 逐步探索统一立法

人力资源和社会保障部于2012年曾发布了《生育保险办法（征求意见稿）》，但至今一直未见正式出台。在人口出生率不断下降的今天，生育保险办法应当趁着"三孩政策"的东风，并贯之以普惠理念，尽快出台。同时，国家应根据改革的需要以及制度的实施情况，逐步探索更高层级的生育保险行政法规乃至生育保险法。

面对人口出生率不断下降、人口结构严重失衡的现实情况，实施积极的人口政策，建立健全生育配套支持措施已成为当前国家战略的必然走向。因此，生育保险制度应当及时改进自身缺陷，以实现"最大限度降低生育成本、发挥生育奖励功能"的目标。本书所提出的普惠制改革路径可以为国家在未来对生育保险制度进行完善时提供有益的经验和思路。但应注意，改革生育保险制度对于提高人口出生率而言只是一个方面，国家还应围绕公民在"生育、教育、养育"上所面临的各种难题，多管齐下，推行一系列政策措施，全面打造家庭和育儿友好的社会环境[375]。

---

① 参见《企业职工生育保险试行办法》（劳部发〔1994〕504号）。
② 参见国务院办公厅《关于印发〈降低社会保险费率综合方案〉的通知》（国办发〔2019〕13号）。
③ 《2000年生育保护公约（修订本）（第183号公约）》第6条。

结 束 语

当前我国医疗保障制度在多个方面还面临困境，与人民群众日益增长的美好生活需求之间还存在较大差距。具体而言：

首先，医疗保障制度法治化不足。党的二十大报告再一次强调"在法治轨道上建设现代化国家"。医疗保障制度由基本医疗保险制度、医疗救助制度、商业健康保险制度、大病保险制度等组成，是建设现代化国家的重要领域，也应走在法治轨道上。法治的内涵是依法而治，有法可依是法治的前提。然而，当前我国医疗保障制度远远未达到有法可依这一前提条件。其理由如下：第一，缺乏专门的高位阶法律。虽然 2021 年 6 月国家医保局公布了《医疗保障法（征求意见稿）》，但我国当前仍没有一部专门针对医疗保障的立法。第二，作为医疗保障制度的主体，基本医疗保险制度被规定在《社会保险法》第三章，但该部分条文较为原则化，存在不少漏洞，可操作性不足。第三，医疗保障制度的实际运行只能依靠大量层级较低的政府文件，诸如法规、规章以及各级政府及其部门出台的其他规范性文件，杂乱无章，权威性不足。

其次，医疗保障制度公平性不够。公平是人类孜孜以求的崇高理想，也是法律的基本价值之一。在法治国家，任何一项公共制度都应该坚持公平的基本原则。然而，当前我国的医疗保障制度在公平性方面尚有所欠缺，仍有较大的改进空间。从横向上来看，第一，基本医疗保险制度以身份为标准实施"二元分割"体制。居民与职工被置于不同的基本医疗保险制度之下，二者的医疗保障待遇差异化十分明显；第二，医疗救助制度仅以经济分析方法作为救助对象识别机制导致部分应救对象不能获得救助，救助方式单一、综合性不足，导致被救助对象不能获得充分救助。从纵向上来看，无论是基本医疗保险制度还是医疗救助制度，统筹级别较低，地方"割据"明显，不同地区公民能够享受到的医疗保障待遇差异巨大。

最后，医疗保障待遇适当性欠缺。对抗疾病、追求健康是公民的重要权利，也是我们之所以要建立医疗保障制度的根本原因。为了使公民能够从容面对疾病风险，摆脱对疾病的恐惧，从而能够迈向美好生活，医疗保障制度必须要能够为其提供适当保障待遇。令人遗憾的是，当前我国医疗保障制度并未达到这一要求。这体现在：第一，近年来，以水滴筹为代表的网络众筹平台迅速成为部分群体筹集医疗费用的重要渠道，而且日益普遍，至少在这些场合下，医疗保障制度并未发挥应有职能；第二，据国家卫健委数据，2021年我国居民个人卫生支出所占比重仍高达27.7%，"看病难""看病贵"仍然困扰着无数公民。

基于当前我国医疗保障制度面临的困境，为了使该制度在现代化国家建设过程中发挥应有职能，使公民能够获得对抗疾病风险的足够能力，本书提出了中国医疗保障制度普惠化改革的目标：

第一，普惠医疗保障制度的内涵及特点。普惠医疗保障制度是指能够为全体公民提供平等的医疗保障待遇，使之能够获得与自身所患疾病相适应的医疗服务。通俗来讲，"不论高低贵贱、不分富裕贫穷、不论男女老少，不管宗教民族，凡公民在患病时能够得到准确诊断、及时救治、有效消除病痛，无须为此支付超出自己经济能力范围之外的任何费用"。其具有以下特征：一是广泛性。"普惠"的第一要义是"普"。其是指，全体国民，不论处在何种环境之下，都有机会获得国家医疗保障制度提供的与之医疗需求相符合的保障待遇。二是平等性。平等性既包括每一个公民都有平等机会成为医疗保障制度的被保障对象，又包括每一位被保障对象都能被医疗保障制度平等对待。三是适度性。适度性是指每一名被保障对象所能够获得的医疗保障待遇都足以使其生命健康不因经济、时空等疾病之外的因素所威胁。被保障对象的医疗需求既不被抑制，亦不会被无限满足；四是该制度的目标是，使全体公民都有相同的机会获得足以对抗疾病的医疗保障待遇。

第二，普惠医疗保障制度体系框架的构建。一是法定健康保险制度。在普惠医疗保障体系中，法定医疗保险制度是指根据法律规定，公民必须缴费参与的医疗保险制度。法定医疗保险制度可以为所有公民提供公平的基本医疗保障。我国现行的城镇职工基本医疗保险（包括生育保险）、城乡居民基本医疗保险以及城乡居民大病医疗保险和职工基本医疗保险门诊共济保障机制无须再行单设，应当尽数统归于法定基本医疗保险。二是医疗救助制度。在普惠医疗保障制度中，公民需要支付的费用主要包括法定医疗保险的保费以及报销范围之外的医疗费用，这就可能出现某些公民因为经济条件较差而不能承担前述费用的情况。此时，就需要医疗救助制度来对这一部分公民提供支持，帮助他们缴纳应支付的费用。三是商业健康保险制度。商业医疗保险制度是由保险机构独立运营、参保人自愿投保、自主缴费的营利性健康保险制度，是普惠医疗保障制度的重要组成部分。在普惠医疗保障制度中，商业健康保险与法定医疗保险共同协作，互相分工，共同为公民提供多元化的医疗保障需求。

第三，相关配套制度的完善。一是优化分级诊疗制度。分级诊疗制度的重点在于基层医疗机构。为此，政府必须要加大对基层医疗机构的财政投入，既要提升其"量"，亦要提升其"质"；政府投入的财政支持既要用于基层医疗机构的各种设施建设，更要用于加强基层医疗机构人力资源建设；基层医疗机构是分级诊疗制度的守门人，其"首诊"角色必须得到贯彻落实。二是全面推进家庭医生制度。家庭医生制度需要大量全科医生，国家应当构建起专门的全科医生的培养体系、出台相关政策，保障全科医生向家庭医生的顺利转变，保障家庭医生在数量和质量上的持续供给性；还应为家庭医生提供完善的保障措施，建立起有效的激励相容制度，为家庭医生提供良好的职业环境；合理设置家庭医生的执业规模，兼顾生产率和服务质量，使家庭医生在实现"基层首诊"功能中发挥出应有的作用。三是全面扭转群众就医心理。一方面，针对群众倾向于选择高级别医疗机构进行就医的心理，需要加强宣传和教育，要让群众明白，大部分疾病可以在基层得到有效治疗；另一方面，关于医患之间的信任问题，既要加强对基层医务人员的教育、引导，使他们在诊疗工作中能够多站在患者的角度考虑，同时更要全面提升基层的医疗救治水平，使群众真正感受到大部分疾病在基层可以得到有效治疗。四是促进优质医疗资源均衡分布。其一，使现有优质资源下沉或者共享。通过优质医疗机构（如三甲医院）的专家下沉到基层卫生医疗机构参与基层会诊、坐诊等方式弥补基层医疗机构在技术上的不足；在互联网技术的支撑下，这一方式甚至可以表现为远程诊治会诊。其二，扩容优质医疗资源。对于优质医疗资源分布较少的地区，国家要加大政策扶持力度，通过新建、扩建或者改建的方式，增加优质医疗机构的数量，在必要时还可以通过支持优质民营医疗机构的方式来达到这一目的。五是强化基层医疗机构的公益性。基层医疗机构必须要强化自身的公益性。其在"通过市场机制获取利益补偿"和"秉持公益性、非营利性"这二者间必须要寻求相当程度的平衡。国家可以通过加大对基层医疗机构的补贴力度来推动这一目的的达成。六是鼓励、支持医疗卫生人才下沉。一方面，要吸引人才。国家应当为基层卫生工作人员提供更多的发展资金，在政策制定方面，要多向他们倾斜。同时，基层卫生机构所在地一般都是分布在基础设施不健全的地段，国家应当在住房、医疗、教育、体育等方面着力完善当地基础设施，对于暂时难以完善的地区，可以为基层卫生工作人员提供相应的补贴，以此鼓励更多的高层次人才下沉到基层去。另一方面，要留住人才。政府应当构建起针对基层医疗卫生人才的持续性激励制度，让他们能够在基层获得"成就感""荣誉感""归属感"，进而全方位融入基层医疗卫生事业当中去。七是将信息技术充分融入医疗保障事业。具体而言，要把医疗卫生与信息技术结合在一起，实现以医院为中心，把医院、社区和家庭连成一体，实现医疗资源的合理配置，进而推动医疗保障的数字化（智慧医保）建设。

　　普惠医疗保障制度以"为所有公民提供平等的医疗保障"为目标。当前我国的医疗保障制度正处于改革的深水区，站在制度选择的十字路口。本书针对普惠医疗保障制度构建的必要性和可行性进行论述，以期对国家未来的医改工作提供一些有益的思路和建议。但同时还需认识到，世界上没有十全十美的医疗保障制度，所以，在普惠医疗保障制度的建设过程中，我们应当结合社会发展的实情和国际社会的有益经验，保持与时俱进的改革风格，不断改正自身缺点，使人民群众能够享受到高质量的医疗保障待遇。

参 考 文 献

[1] 徐智华. 社会保障法 [M]. 北京：中国财政经济出版社，2006：157.

[2] 刘俊. 劳动与社会保障法学 [M]. 北京：高等教育出版社，2017：237.

[3] 韩凤. 中国医疗保险制度的历史沿革 [J]. 中国医疗保险，2014 (6)：20-24.

[4] 郑尚元. 我国社会保险制度历史回眸与法制形成之展望 [J]. 当代法学，2013，27 (2)：123-129.

[5] 姚力. 新中国城镇职工医疗保障制度的历史考察 [J]. 党的文献，2010 (3)：94-99.

[6] 赵斌，尹纪成，刘璐. 我国基本医疗保险制度发展历程 [J]. 中国人力资源社会保障，2018 (1)：22-25.

[7] 方鹏骞，张霄艳. 中国基本医疗保险制度：评价与展望 [M]. 武汉：华中科技大学出版社，2015.

[8] 戚畅. 体制转型中的我国医疗保险制度 [J]. 中国卫生经济，2006 (1)：44-46.

[9] 常先凯. 公费医疗制度改革刍议 [J]. 陕西工商学院学报，1995 (1)：77-78.

[10] 牛庆玲. 公费医疗制度改革初探 [J]. 前沿，1998 (6)：16-18.

[11] 周弘，张浚. 走向人人享有保障的社会：当代中国社会保障的制度变迁 [M]. 北京：中国社会科学出版社，2015：32.

[12] 杨善发. 中国农村合作医疗制度变迁研究 [M]. 南京：南京大学出版社，2012：124.

[13] 任雪娇，孙淑云. 中国农村合作医疗微观要素机制的演进和变迁 [J]. 医学与哲学，2020，41 (9)：67-73.

[14] 汪志强，梁玉红. 论我国农村合作医疗制度的变迁轨迹 [J]. 中南民族大学学报 (人文社会科学版)，2012，32 (4)：85-88.

[15] 夏杏珍. 农村合作医疗制度的历史考察 [J]. 当代中国史研究，2003 (5)：110-118+128.

［16］王红漫. 大国卫生之难——中国农村医疗卫生现状与制度改革探讨［M］. 北京：北京大学出版社，2004.

［17］世界银行. 中国卫生模式转变中的长远问题与对策［M］. 李燕生，等译. 北京：中国财政经济出版社，1994：5.

［18］朱玲. 政府与农村基本医疗保健保障制度选择［J］. 中国社会科学，2000（4）：89-99+206.

［19］张自宽，赵亮，李枫. 中国农村合作医疗50年之变迁［J］. 中国卫生，2006（3）：42-44.

［20］张神根. 中国农村建设60年［M］. 沈阳：辽宁人民出版社，2009：168-169.

［21］常玉奇. 我国农村合作医疗制度的发展历程与时代展望［J］. 经营与管理，2022（1）：155-160.

［22］袁木，陈敏章. 加快农村合作医疗保健制度的改革和建设［J］. 中国农村卫生事业管理，1994（9）：1-4.

［23］王颖. 中国城镇医疗保障制度研究［D］. 成都：西南财经大学，2007：5-6.

［24］熊先军. "两江"试点是全民医保体系的种子［J］. 中国医疗保险，2014（6）：25-26.

［25］尹蕾. 中国医疗保险研究会2014年年会在苏召开　弘扬"两江精神"完善全民医保制度［J］. 中国医疗保险，2014（7）：1.

［26］梅菁. "两江"试点拉开医保与医疗共同发展序幕［J］. 中国医疗保险，2019（7）：31.

［27］赵曼. 中国医疗保险制度改革回顾与展望［J］. 湖北社会科学，2009（7）：60-63.

［28］罗元文，张视星. 城镇职工医疗保险制度改革的关键问题与对策［J］. 广西经济管理干部学院学报，2010，22（1）：15-21.

［29］陈静蕴. 中国基本医疗保险制度公平性演进探究［D］. 长春：吉林大学，2016：8.

［30］胡大洋. 构建城镇居民医疗保障制度的探讨［J］. 群众，2006（10）：43-45.

［31］王振平，王金营，宋风轩，等. 我国城镇居民基本医疗保险制度初探［J］. 中国卫生事业管理，2007（10）：677-678.

［32］孙婵，陈云良. 医疗救助制度立法生成的理论逻辑［J］. 社会科学家，2019（4）：104-112.

［33］邓建华. 从我国社会医疗保障制度发展看商业健康保险市场［J］. 中国卫生事业管理，1999（12）：626-627.

［34］李琼. 中国商业健康保险发展研究［J］. 经济评论，2004（4）：118－123＋125.

［35］张波，李鹏，刘婷婷. 论商业健康保险及其发展［J］. 特区经济，2004（11）：192.

［36］张卓. 现阶段我国商业健康保险的发展机遇探析［J］. 现代商业，2012（26）：79－80.

［37］褚福灵. 中国医疗保障制度现状与改革方略［J］. 北京劳动保障职业学院学报，2019，13（4）：3－13＋20.

［38］雷咸胜，崔凤. 城乡居民基本医疗保险制度整合与完善［J］. 西北农林科技大学学报（社会科学版），2016，16（5）：1－7.

［39］邓大松，薛惠元. 完善社会保障体系 全面建成小康社会——评"十七大"以来社会保障发展的成就与"十八大"报告对社会保障的新要求［J］. 财政监督，2013（14）：63－67.

［40］刘婧. 我国基本医疗保险法治化的困境与出路［J］. 中国卫生法制，2020，28（3）：104－106＋110.

［41］章程，董才生. 我国城乡医疗保障制度的演化与未来展望［J］. 当代经济研究，2018（12）：69－74.

［42］杨思斌. 我国基本医疗保险法治化的困境与出路［J］. 安徽师范大学学报（人文社会科学版），2019，47（4）：135－140.

［43］杜学鹏，零春晴，王荣荣，曹志辉. 我国整合城乡居民医保的现状、问题及对策［J］. 卫生软科学，2019，33（2）：67－70＋75.

［44］向运华，曾飘. 城乡居民医保制度整合后的成效、问题及对策［J］. 决策与信息，2020（4）：53－60.

［45］曾艳. 我国基本医疗保险支付方式现状与对策研究［J］. 中国社会医学杂志，2020，37（1）：19－22.

［46］张仲芳. 总额控制下的医疗保险"按病种分值付费"改革研究——基于南昌市城镇职工医保的实践［J］. 社会科学家，2016（12）：47－51.

［47］曹洋. 医疗支付制度改革——新医改的重中之重［J］. 黑龙江医学，2016，40（S1）：30－31.

［48］姚奕，陈仪，石菊. 医疗保险支付方式改革：实践与研究进展评述［J］. 中国卫生经济，2017，36（4）：36－39.

［49］李乐乐. 政府规制与标尺竞争：医保支付方式改革的治理路径分析［J］. 经济社会体制比较，2021（3）：80－88.

［50］黄晓勇，胡鑫燕，席文娟，等. DRGs 付费与按床日付费相结合的复合型医保支付方式探索［J］. 卫生经济研究，2021（12）：41.

［51］章奋强. 实行按床日付费，解决重度失能人员医疗保障问题［J］. 中国医疗保险，2021（6）：50-51.

［52］张晓. 医保制度改革的大格局与大变革［J］. 中国医疗保险，2018（4）：12.

［53］朱铭来，郑先平. 关于建立健全职工医保门诊共济保障机制的思考［J］. 中国医疗保险，2020（10）：6-10.

［54］金维刚. 建立职工医保门诊共济保障机制势在必行［J］. 中国医疗保险，2020（9）：5-6.

［55］朱恒鹏. 增强风险共济：从医保个人账户到健全门诊共济保障机制［J］. 中国医疗保险，2020（8）：8-9.

［56］傅卫，赵东辉. 职工医保门诊共济保障改革与分级诊疗制度建设［J］. 中国医疗保险，2020（12）：17-22.

［57］廖智柳，黄顺康. 新型家庭医生制度构建与机制设计［J］. 甘肃社会科学，2021（4）：30-36.

［58］李乐乐，李怡璇，陈湘妤，等. 社区家庭医生签约对老年人医疗服务利用影响的实证研究［J］. 社会保障研究，2022（2）：45-58.

［59］沈世勇，吴忠，张健明，等. 上海市家庭医生制度的实施效应研究［J］. 中国全科医学，2015，18（10）：1132-1137.

［60］蒋祥，王芳，田森森，等. 县域医共体背景下安徽省定远县家庭医生签约服务进展分析［J］. 中国卫生政策研究，2019，12（4）：50-55.

［61］朱仁显，李欣. 家庭医生签约服务制度的建构与完善对策——厦门市经验的研析［J］. 东南学术，2018（6）：64-72.

［62］王承就. 古巴的家庭医生制度及对中国农村医改的启示［J］. 社会科学家，2008（7）：40-42.

［63］彭浩然，岳经纶. 中国基本医疗保险制度整合：理论争论、实践进展与未来前景［J］. 学术月刊，2020，52（11）：55-65.

［64］王增文. 论社会保障绩效治理的操作性路径［J］. 社会保障评论，2019，3（3）：33-47.

［65］鲁全. 吹响新时代医保改革的号角［J］. 中国社会保障，2020（5）：31.

［66］鲁全. 中国医疗保障管理体制变革与发展研究［J］. 中国人民大学学报，2020，34（5）：25-33.

［67］顾雪非. 医保管理体制的历史变迁［J］. 中国卫生，2018（4）：30.

［68］翟方明. 我国基本医保管理体制整合的困境与反思［J］. 医学与哲学（A），
2018，39（5）：47-51.

［69］李国庆. 论我国医疗保障城乡一体化的理论内涵及法律调整［J］. 河南教育
学院学报（哲学社会科学版），2020，39（4）：69-73.

［70］申曙光. 中国社会保障改革发展的新目标与新思维［J］. 人民论坛·学术前
沿，2021（20）：62-69+95.

［71］顾昕. 走向准全民公费医疗：中国基本医疗保障体系的组织和制度创新［J］.
社会科学研究，2017（1）：102-109.

［72］仝树旭. 全民免费医疗改革契机与对策——基于新冠肺炎疫情防控视角［J］.
西部财会，2021（4）：67-70.

［73］王震. 共同富裕背景下医疗保障的公平性：以职工医保为例［J］. 经济学动
态，2022（3）：56-70.

［74］韩桂君，常春. 探索建立普惠医疗保障制度的建议［J］. 社会治理，2021
（12）：67-74.

［75］李华业. 医疗保险筹资制度研究［M］. 济南：山东科学技术出版社，2019：
86-126.

［76］时保国，吴少龙. "看病难"的空间分析：嵌入分层理论视角的中国三甲医
院地理分布［J］. 甘肃行政学院学报，2019（5）：99.

［77］赵雪雁，王晓琪，刘江华，等. 基于不同尺度的中国优质医疗资源区域差异
研究［J］. 经济地理，2020，40（7）：22-31.

［78］郑文升，蒋华雄，艾红如，等. 中国基础医疗卫生资源供给水平的区域差异
［J］. 地理研究，2015，34（11）：2049-2060.

［79］彭翔，张航. 健康中国视角下健康风险治理探讨［J］. 宁夏社会科学，2019
（1）：108-113.

［80］GODDARD M. SMITH P. Equity of access to health care services：theory and evi-
dence from the UK［J］. Social Science&Medicine，2001，53（9）：1149-1162.

［81］World Health Organization. Equity in health and health care，a WHO/SIDA initia-
tive［M］. Geneva：WHO，1996.

［82］The United Nations. Transforming our world：the 2030 agenda for sustainable de-
velopment［R］. 2015.

［83］李亚青. 医疗保障对健康平等的影响机制和精准化改进路径［J］. 社会保障
评论，2022，6（2）：59-73.

［84］杨思斌. 我国基本医疗保险法治化的困境与出路［J］. 安徽师范大学学报
（人文社会科学版），2019，47（4）：135-140.

［85］刘婧. 我国基本医疗保险法治化的困境与出路［J］. 中国卫生法制，2020，
28（3）：105.

［86］杨仁寿. 法学方法论［M］. 北京：中国政法大学出版社，2013：197.

［87］刘士国. 法律漏洞及其补充方法［J］. 人大法律评论，2010（1）：209-226.

［88］张祖阳. 法律漏洞的认定标准、正当理由及认定方法［J］. 华东政法大学学
报，2021，24（2）：145-154.

［89］高键，杨建. 论法律机制——寻找法律实施难的根源［J］. 山东审判，2005
（4）：83-85.

［90］张茹楠. 我国社会保险监督机制研究［D］. 武汉：华中师范大学，2016：
21-22.

［91］韩志奎. 医疗保险法治建设的短板与对策建议［J］. 中国医疗保险，2016
（8）：24-27.

［92］郭洁. 我国社会保险的法制取向［J］. 党政干部学刊，2004（8）：22.

［93］黄清华. 怎样认识法国医疗保险法（上）［N］. 中国保险报，2019-04-24
（4）.

［94］林俏. 日本医疗保险法律制度改革及其借鉴意义［J］. 医学与法学，2021，
13（1）：26-32.

［95］华颖. 典型国家医疗保险立法及其启示［J］. 内蒙古社会科学，2020，41
（3）：34-41.

［96］冉永兰，张娟，王磊. 浅析荷兰医疗保险改革［J］. 卫生经济研究，2010
（7）：25-28.

［97］张强，梅扬. 论法律位阶的概念及其划分标准——兼议《立法法》第87—91
条的修正［J］. 东华大学学报（社会科学版），2015，15（4）：173-178.

［98］习近平. 加快建设社会主义法治国家［J］. 求是，2015（1）：3-8.

［99］王诗卉. 论共享是中国特色社会主义的本质要求［J］. 湖南师范大学社会科
学学报，2016（2）：73.

［100］习近平. 决胜全面建成小康社会　夺取新时代中国特色社会主义伟大胜利
［N］. 人民日报，2017-10-28（001）.

［101］董丹丹，孙纽云，孙冬悦，等. 医保基金有效使用：风险管理、国际经验与
政策建议［J］. 中国卫生政策研究，2013，6（1）：21-27.

［102］雷咸胜. 我国医保基金监管现存问题与对策［J］. 中国卫生经济，2019，38
（8）：31-33.

［103］黄华波. 加强医保基金监管和打击欺诈骗保工作的思考［J］. 中国医疗保
险，2019（3）：32-35.

［104］马宇，黄华波. 医保基金监管法制建设问题探讨［J］. 中国医疗保险，2018（10）：29-32.

［105］王东进. 学好用好《条例》开启医保基金使用监管新局［J］. 中国医疗保险，2021（5）：14-16.

［106］龚文君. 英国 NHS 制度的理念嬗变及对我国新医改的启示［J］. 当代经济管理，2012，34（9）：56-60.

［107］季茜茜. 医保基金监管模式创新思考［J］. 劳动保障世界，2019（18）：32-33.

［108］胡敏. 战略性购买视角下的医保基金监管体制改革探讨与展望［J］. 中国医疗保险，2021（4）：26-30.

［109］张卿. 医疗保障基金监管中违约追责和行政处罚机制的协调完善［J］. 浙江学刊，2021（6）：47-57.

［110］安伟娟，王静文，袁雅莉，等. 借鉴国外医保基金监管经验完善我国医保基金监管体系［J］. 人才资源开发，2017（24）：79-80.

［111］张圣楠. 医保基金监管模式的探究与创新［J］. 中国产经，2021（10）：58-59.

［112］倪沪平. 医保基金监管法律主体责任明晰［J］. 中国卫生，2021（4）：56-57.

［113］胡敏洁，陈明. 以元规制为基础的数字医疗法治建构［J］. 中国社会科学院大学学报，2022，42（6）：66-82+164-165.

［114］郭科，顾昕. 过度医疗的解决之道：管制价格、强化竞争还是改革付费？［J］. 广东社会科学，2017（5）：176-185+255-256.

［115］黄华波. 浅议医保基金监管的体制性特点、机制性问题与长效机制建设［J］. 中国医疗保险，2020（4）：20-24.

［116］杨光. 加强医疗保障基金监管体制的研究［J］. 成都行政学院学报，2020（5）：60-63.

［117］连嘉琪. 全民医保时代医疗保险基金监管分析［J］. 学理论，2018（5）：84-85.

［118］闫学趁. 医疗保险基金监管现状和完善对策研究［D］. 天津：天津大学，2012.

［119］刘怀袖. 新形势下如何进一步加强医保基金的监督管理［J］. 劳动保障世界，2017（14）：32.

［120］张毓辉，万泉，柴培培，等. 我国基本医疗保险基金筹集与配置使用情况分析［J］. 中国医疗保险，2021（3）：18-23.

[121] 庄晓惠，陈龙. 基于大病医疗救助案例的"互联网+民间互助"模式研究——兼与传统互助模式比较 [J]. 广西社会科学，2017（11）：141-146.

[122] 林俏. 我国医疗保障法律制度相关问题研究 [J]. 行政与法，2021（2）：113-120.

[123] 马晨凯. 医闹问题的困境与应对 [D]. 成都：西南政法大学，2019.

[124] 石仁华，徐纪平，吕海鹏，等. 3所医院近五年医疗纠纷回顾 [J]. 解放军医院管理杂志，2018，25（8）：709-712.

[125] 贾晓莉，周洪柱，赵越，等. 2003年—2012年全国医院场所暴力伤医情况调查研究 [J]. 中国医院，2014，18（3）：1-3.

[126] 王远美，李洪山. 医院场所暴力伤医调查研究 [J]. 中国医院，2014，18（3）：14.

[127] 陈伟伟. "医闹"的概念辨析及成因初探 [J]. 医学与法学，2018，10（1）：72-75.

[128] 杨连忠，王晓敏，张蔚星. 某三甲医院107例医疗纠纷分析 [J]. 中国医院管理，2011，31（8）：76-77.

[129] 戴萌娜，张建华，徐淑涛，周珊，闫萍. 影响我国医患和谐的主要问题及其重要性研究 [J]. 中国卫生政策研究，2018，11（3）：11-14.

[130] 章成斌，吴代莉. 第三方调解医疗纠纷机制的实践与探索 [J]. 中国医学伦理学，2011，24（1）：109-110+116.

[131] 申卫星. 医患关系的重塑与我国《医疗法》的制定 [J]. 法学，2015（12）：79-91.

[132] 石镁虹，章桦，程琴. 5012例医疗损害纠纷的成因、分布及赔偿情况分析 [J]. 医学与法学，2015，7（6）：42-48.

[133] 焦瑾璞，黄亭亭，汪天都，等. 中国普惠金融发展进程及实证研究 [J]. 上海金融，2015（4）：12-22.

[134] 杨德清，董克用. 普惠制养老金——中国农村养老保障的一种尝试 [J]. 中国行政管理，2008（3）：54-58.

[135] 韩桂君，胡洁. 探索建立普惠制养老保险制度 [J]. 社会治理，2020（1）：9.

[136] 王思斌. 我国适度普惠型社会福利制度的建构 [J]. 北京大学学报（哲学社会科学版），2009（3）：60.

[137] 张力. 中国教育发展与规划的政策要点 [J]. 教育发展研究，2010，30（Z1）：36-38.

[138] ONU. World Population Prospects 2019：Highlights ［M］. New York ：United Nations，2019.

[139] 张洋，赵婀娜，吴月辉，等. 砥砺奋进，加快建设人才强国 ［N］. 人民日报，2021-10-01（002）.

[140] 乌日图. 医疗保障制度国际比较研究及政策选择 ［D］. 北京：中国社会科学院研究生院，2003：29-41.

[141] 郎健. "医闹""医暴"治理策略的探索与应用 ［J］. 中国卫生法制，2021，29（4）：133-138.

[142] 姚明，许院生. "医闹"入刑的司法裁判实证研究 ［J］. 医学与社会，2019（12）：131.

[143] 李梦遥. 医疗保险骗保行为成因分析及对策研究 ［J］. 潍坊学院学报，2021，21（1）：45-51.

[144] 阳义南，肖建华. 医疗保险基金欺诈骗保及反欺诈研究 ［J］. 北京航空航天大学学报（社会科学版），2019，32（2）：41-51.

[145] 董英伟，纪洋，黄益平. 普惠型医疗保障、大病冲击与居民消费——基于网络医疗保障与移动支付数据的实证分析 ［J］. 金融评论，2021，13（6）：1-11+117.

[146] 李红文，毛新志. 论健康公平 ［J］. 伦理学研究，2015（2）：90-94.

[147] GODDARD M. SMITH P. Equity of access to health care services：theory and evidence from the UK ［J］. Social Science&Medicine，2001，53（9）：1149-1162.

[148] 洛克. 政府论（下）［M］. 叶启芳，翟菊农，译. 北京：商务印书馆，1964：2.

[149] 赵燕，吴爽，曹志辉. 基本医疗保险制度创新研究 ［M］. 北京：中国国际广播出版社，2017：41.

[150] 常春. 社会补偿制度立法必要性、可行性及初步构建 ［J］. 社会福利（理论版），2022（1）：10-17.

[151] 郭心洁，张蕊. 医疗保障百年大事记 ［J］. 中国医疗保险，2021（7）：16-21.

[152] 申曙光，张家玉. 医保转型与发展：从病有所医走向病有良医 ［J］. 社会保障评论，2018，2（3）：51-65.

[153] 曹原，葛岳静，马腾. 2000 年以来中国及周边国家综合国力评价与格局变化 ［J］. 经济地理，2018，38（4）：45-54.

［154］李林. 全面推进依法治国的时代意义［J］. 法学研究，2014，36（6）：3-8.

［155］付海莲，邱耕田. 习近平以人民为中心的发展思想的生成逻辑与内涵［J］. 中共中央党校学报，2018，22（4）：21-30.

［156］胡伯项，艾淑飞. 习近平以人民为中心的发展思想探析［J］. 思想教育研究，2017（1）：28-32.

［157］陈娟. 论共享发展与共同富裕的内在关系［J］. 思想教育研究，2016（12）：34-38.

［158］任志江，苏瑞珍. 增强医疗保障减贫效应的再分配实现机制研究——基于改善亲贫性的视角［J］. 中国行政管理，2020（8）：88-93.

［159］颜晓峰. 站在"两个一百年"历史交汇点的战略擘画——学习党的十九届五中全会精神［J］. 文化软实力，2021，6（1）：28-32.

［160］姜淑萍. "以人民为中心的发展思想"的深刻内涵和重大意义［J］. 党的文献，2016（6）：20-26.

［161］中共中央文献研究室. 十八大以来重要文献选编（上）［M］. 北京：中央文献出版社，2014：70.

［162］中共中央文献研究室. 十八大以来重要文献选编（中）［M］. 北京：中央文献出版社，2016：834.

［163］本书编写组. 习近平谈治国理政（第2卷）［M］. 2版. 北京：外文出版社，2017：27-40.

［164］潘玲霞. "共同富裕"与"成果共享"——中国特色社会主义理论体系中的民生思想［J］. 社会主义研究，2009（1）：40-43.

［165］于云荣. 我国当前贫富差距：现状、原因及对策［J］. 中国物价，2016（12）：20-22.

［166］张子介. 医疗行业定价的异化及纠正——基于法经济学视角［J］. 东南大学学报（哲学社会科学版），2017，19（S1）：126-131.

［167］李迎生. 中国普惠型社会福利制度的模式选择［J］. 中国人民大学学报，2014（5）：53.

［168］张姝. 社会保障权论［D］. 长春：吉林大学，2005：79.

［169］李乐平. 再论社会保障权［J］. 实事求是，2004（6）：67-71.

［170］郭道晖. 人权的国家保障义务［J］. 河北法学，2009，27（8）：10-17.

［171］JOHN C. What Makes Health Public？ A Critical Evaluation of Moral，Legal，and Political Claims in Public Health：Part I：Basic concepts in public health Introduction to Part I［M］. 2016.

[172] 赵为. 医疗保险城乡统筹仍在路上——访中山大学社会保障与社会政策研究所彭宅文 [J]. 中国人力资源社会保障, 2016 (2): 37-38.

[173] 王贞琼, 宋小婷, 邓丹玲. 医疗保险制度城乡统筹发展: 原因、必要性及可行性分析 [J]. 江汉大学学报 (社会科学版), 2016, 33 (2): 73-76+126-127.

[174] 王星明. 公立医院过度医疗治理的现状及其优化对策 [J]. 中国医院, 2013, 17 (11): 18-20.

[175] 王锦锦, 李珍. 社会医疗保险中的道德风险及其制度消解 [J]. 河南社会科学, 2007 (1): 68-72.

[176] 国锋. 医疗保险中的道德风险 [M]. 上海: 上海社会科学院出版社, 2010: 9.

[177] 张羽. 信息不对称视角下中国社会医疗保险控费机制研究 [M]. 北京: 经济日报出版社, 2019: 69.

[178] 李韶鉴, 孟佳沛, 李家昂. 新加坡医疗保障体系的经验及启示 [J]. 中国卫生经济, 2021, 40 (12): 118-120.

[179] 顾雪非. 医保管理体制的历史变迁 [J]. 中国卫生, 2018 (4): 30.

[180] 王延中, 单大圣. 关于推进卫生和医保管理体制改革的几点建议 [J]. 中国党政干部论坛, 2009 (1): 33-36.

[181] 郑功成. 理性选择医保管理体制 [J]. 中国医疗保险, 2016 (9): 24-25.

[182] 朱恒鹏. 医保管理另起炉灶有违社保体制要求 [J]. 中国医疗保险, 2016 (9): 29.

[183] 仇雨临. 医保管理体制归属要尊重法律、规律和事实 [J]. 中国医疗保险, 2016 (9): 29-30.

[184] 毛正中. 医保整合仍存分歧 [J]. 中国卫生, 2013 (5): 66-67.

[185] 李芃. 卫生部门欲接管医疗支付机构: "一手托两家"能否形成? [N]. 21世纪经济报道, 2011-12-20 (8).

[186] 魏哲铭, 贺文博, 赵峰, 等. 我国基本医疗保障管理体制改革若干理论与实践问题思考——以陕西为例 [J]. 西北大学学报 (哲学社会科学版), 2015, 45 (5): 157-162.

[187] 申曙光, 曾望峰. 健康中国建设的理念、框架与路径 [J]. 中山大学学报 (社会科学版), 2020, 60 (1): 168-178.

[188] 李滔, 王秀峰. 健康中国的内涵与实现路径 [J]. 卫生经济研究, 2016 (1): 4-10.

[189] 徐善长. 大病保险：健全医保体系的重要环节 [J]. 宏观经济管理，2013（3）：31-32.

[190] 鲁全. 中国医疗保险管理体制变革研究：府际关系的视角 [J]. 中国行政管理，2022（2）：77-82.

[191] 陈仰东. 医保经办机构体制改革的思考 [J]. 中国医疗保险，2019（2）：21-24.

[192] 王宗凡. 医保经办机构改革的现实条件和可行路径 [J]. 中国医疗保险，2017（8）：27-28.

[193] 朱俊生. 管办分开：医保管理改革的核心 [J]. 中国医疗保险，2013（9）：27-29.

[194] 杨燕绥. 医保经办机构该是谁家的孩子？[J]. 中国医疗保险，2012（11）：28.

[195] 杨萌. 医疗保险经办机构评价体系的构建与应用 [J]. 锦州医科大学学报（社会科学版），2021，19（3）：18-23.

[196] 李文静. 医疗保险经办机构之法律定位——论社会行政给付主体之角色与功能 [J]. 行政法学研究，2013（2）：42-48+85.

[197] 娄宇. "管办分离"与"有序竞争"——德国社会医保经办机构法律改革述评与对中国的借鉴意义 [J]. 比较法研究，2013（5）：124-137.

[198] 黄伟. 国外医疗保险经办机构建设启示 [J]. 长江大学学报（自科版），2015，12（18）：80-81+84+5.

[199] 郎杰燕，孙淑云. 中国基本医疗保险经办机构治理研究 [J]. 云南社会科学，2019（1）：82-88.

[200] 李倩. 我国医疗保险经办机构现存问题及改进措施 [J]. 经济研究导刊，2017（20）：159-160.

[201] 贾洪波. 基本医保基金经办机构与公立医院之应然关系——理论及其对公立医院改革的启示 [J]. 北京航空航天大学学报（社会科学版），2018，31（4）：44-52+59.

[202] 顾昕. 走向有管理的竞争：医保经办服务全球性改革对中国的启示 [J]. 学习与探索，2010（1）：163-166.

[203] 邵文娟. 医疗保险经办机构服务能力提升与创新研究——基于 S 市的实证分析 [J]. 社会福利（理论版），2019（1）：52-58+63.

[204] 黄华波. 探讨医保经办管理一体化问题 [J]. 中国医疗保险，2017（1）：17-19.

[205] 梅雅鑫. 医疗大数据产业发新招 "过度医疗"有望打破？[J]. 通信世界，2018（28）：47.

[206] 冯毅. 社会保险经办机构的管理与建设策略探究［J］. 中国市场，2021（21）：29-30.

[207] 刘卫. 基层医疗保险经办机构基金的内部控制管理研究［J］. 纳税，2019（5）：168.

[208] 杨燕绥，胡乃军. 医疗保险经办机构能力建设的目标和路径［J］. 中国医疗保险，2013（9）：23-26.

[209] 彭张林，张爱萍，王素凤，等. 综合评价指标体系的设计原则与构建流程［J］. 科研管理，2017，38（S1）：209-215.

[210] 胡晓梅，邓绍平，胡锦梁. 多层次医疗保障体系发展的国际经验借鉴与展望［J］. 卫生经济研究，2021，38（7）：51-54.

[211] 李三秀. 日本医疗保障制度体系及其经验借鉴［J］. 财政科学，2017（6）：92-108.

[212] 伍凤兰. 日本全民医疗保障制度的启示［J］. 卫生经济研究，2008（1）：24-26.

[213] 张暄. 全民皆保险：日本医疗保障制度探析［J］. 劳动保障世界，2017（26）：9-10.

[214] 李伟光. 谈谈法国的医疗保障体系［J］. 山东劳动保障，2001（Z1）：46-47.

[215] 王阅春，陈建钢. 浅谈加拿大社会福利制度与医疗保障体系［J］. 中国高等医学教育，2008（7）：123-124.

[216] 李瑞桐. 英国医疗保障制度框架研究［J］. 经济研究导刊，2015（21）：67.

[217] 黄少强. 美国医疗保障体制借鉴［J］. 特区实践与理论，2013（2）：46-48.

[218] 朱铭来，陈妍，王梦雯. 美国医疗保障制度改革述评［J］. 保险研究，2010（11）：36-48.

[219] 彭浩荣. 福利国家社会保障对我国社会保障制度建设的启示［J］. 管理观察，2017（12）：136-138+144.

[220] 刘大棉. 国外医疗保障体系发展模式与借鉴［J］. 管理观察，2015（34）：167-169.

[221] 陈晨，黄万丁. 德国法定医疗保险的成功经验及启示——基于参保机制视角［J］. 社会保障研究，2022（2）：103-111.

[222] 何璐瑶，王慧斌. 多元合作视角下社会医疗保险控费机制及其优化［J］. 三晋基层治理，2021（6）：20-26.

［223］廖藏宜，于洁. 中国基本医疗保险制度的收入再分配效应研究——基于中国家庭金融调查数据的经验分析［J］. 财经问题研究，2021（7）：57-65.

［224］裴颖. 医保"个人账户"去留问题的探讨［J］. 人口与经济，2008（3）：65-70.

［225］傅鸿翔. 职工医保个人账户政策分析与建议［J］. 中国医疗保险，2012（8）：43-46.

［226］黄国武，王妍舒. 我国医保个人账户改革发展研究——基于横纵向的实践与经验［J］. 江汉学术，2018，37（3）：19-26.

［227］王宗凡. 渐进调整和改革医保个人账户［J］. 中国社会保障，2015（4）：79-81.

［228］夏艳清. 城镇职工医保个人账户应保留还是取消——基于部分地区医保个人账户抽样调查数据的分析［J］. 宏观经济研究，2014（4）：51-56.

［229］顾雪非，聂子潞. 价值医疗的概念及实现路径［J］. 中国普外基础与临床杂志，2021，28（12）：1541-1542.

［230］蒋道霞. "二战"后日本医疗保障制度的历史演进［J］. 西部学刊，2021（23）：71-73.

［231］朱俊生. 商业健康保险在医疗保障体系中定位的理论阐释［J］. 人口与经济，2011（1）：57-61.

［232］世界银行《防止老龄危机：保护老年人及促进增长的政策》编写组编写；劳动部社会保险研究所等译. 防止老龄危机：保护老年人及促进增长的政策［M］. 北京：中国财政经济出版社，1996.

［233］田美思，陈飞. 我国商业健康保险发展的现状及存在的问题［J］. 卫生软科学，2017，31（3）：3-5+14.

［234］黄国武. 中国多层次医疗保障发展思辨：基本多层向多元多层转型［J］. 社会保障评论，2022，6（4）：67-82.

［235］胡祁，朱铭来. 中国城乡居民基本医保整合政策对商业健康保险发展的影响——基于 PSM－DID 方法的实证分析［J］. 财经论丛，2021（12）：50-60.

［236］李玉华. 我国商业健康保险：发展现状、问题及对策［J］. 山西财政税务专科学校学报，2015，17（6）：9-13.

［237］荆涛，杨舒. 商业健康保险在多层次医疗保障体系中的地位与发展现状［J］. 中国医疗保险，2016（6）：18-22.

［238］郑功成. 全民医保下的商业健康保险发展之路［J］. 中国医疗保险，2012（11）：9-13.

[239] 祝福云, 陈媛, 周颖. 商业健康保险补充定位思考 [J]. 合作经济与科技, 2019 (3): 60-61.

[240] 雷咸胜, 冯浩洲. 我国商业健康保险的定位反思 [J]. 社会福利 (理论版), 2020 (2): 3-8.

[241] 朱铭来, 王本科. 商业健康保险的"十三五"回顾和"十四五"发展展望 [J]. 中国保险, 2021 (5): 8-12.

[242] 苏泽瑞. 普惠性商业健康保险: 现状、问题与发展建议 [J]. 行政管理改革, 2021, (11): 90-99.

[243] 江洁. 商业健康险的现状与挑战 [J]. 中国金融, 2018 (14): 93-94.

[244] 杨铮. 商业健康保险创新与规范发展 [J]. 中国金融, 2020 (6): 62-64.

[245] 尹燕. 我国商业健康保险参与多层次医疗保障体系建设研究 [J]. 中国保险, 2019 (12): 32-36.

[246] 岳林琳, 潘妩, 邴龙飞, 刘宴君, 魏倩如, 纪奎. 健康保险健康发展的路径探析 [J]. 中国卫生事业管理, 2017, 34 (11): 829-832.

[247] COLOMBO F, TAPAY, N. Private health insurance in OECD countries: the benefits and costs for individuals and health systems [J]. General Information, 2004, 28 (87): 125-195.

[248] 刘素春, 刘昕怡, 刘娟, 范红丽. 基本医疗保险对商业健康保险的影响: 促进或抑制 [J]. 中国软科学, 2020 (11): 172-181.

[249] 谢明明, 李琴英. 中国商业健康保险与社会医疗保险是互补还是替代——基于省际面板数据与门槛效应的分析 [J]. 江西财经大学学报, 2020 (3): 52-60.

[250] 王赫. 商业税优健康保险市场发展现状与思考 [J]. 中国保险, 2020 (9): 44-48.

[251] 齐子鹏, 许艺凡, 胡洁冰. 基于人口结构角度的商业健康保险需求分析 [J]. 保险研究, 2018 (5): 45-55.

[252] 孙健, 李海铭. 商业健康保险与基本医疗保险衔接机制研究 [J]. 山东社会科学, 2018 (03): 113-117.

[253] 张颖, 胡炳志, 许佳馨. 商业健康保险与社会医疗保险制度对接路径设计——基于再保险与共同保险的视角 [J]. 经济体制改革, 2015 (3): 160.

[254] 张妤婕. 医疗救助法律制度研究 [M]. 北京: 法律出版社, 2018: 29.

[255] 孙婵. 我国重大疾病医疗救助的制度困境与立法路径 [J]. 卫生经济研究, 2020, 37 (12): 12-16.

［256］朱萍. 我国医疗救助的法律制度探究［D］. 兰州：甘肃政法学院，2019：12.

［257］董晔. 大病救助与大病保险的衔接之初探［J］. 人力资源管理，2016（4）：190-192.

［258］陈成文. 论大病医疗救助与新时代"弱有所扶"［J］. 社会科学家，2018（1）：51-56.

［259］江治强. 织密"最后一道安全网"［J］. 学习时报，2016-05-22（5）.

［260］童翎，洪业应. 从"碎片化"困境看农村医疗救助扶贫的政策调整［J］. 山东社会科学，2017（9）：89-94.

［261］张梁，孙淑云. 我国医疗救助地方立法文本之考察［J］. 安徽师范大学学报（人文社会科学版），2022，50（5）：91-99.

［262］马怀德. 立法先行　质量为本［J］. 中国司法，2015（1）：23-24.

［263］王磊，姜兆刚. 日本医疗救助制度及对中国的启示［J］. 理论界，2021（5）：1-7.

［264］赵永生. 国民健康的最后防线——日本医疗救助体系的发展与现状［J］. 中国医疗保险，2009（6）：64-67.

［265］毛立坡，张琳，崔斌. 重特大疾病医疗救助试点评析［J］. 中国医疗保险，2013（8）：39-42.

［266］李小华，董军. 国外医疗救助政策比较［J］. 卫生经济研究，2006（10）：17-19.

［267］刘苓玲. 各国社会医疗救助制度及其对建立我国城市贫困人口社会医疗救助的启示［J］. 人口与经济，2006（1）：65-70.

［268］孙菊，甘银艳. 慈善医疗救助发展的现状、问题与对策［J］. 社会保障研究，2015（2）：69-75.

［269］任月，陈科. 英国、美国医疗救助制度对中国医疗救助制度的启示［J］. 理论界，2008（7）：206-207.

［270］王名，蓝煜昕，王玉宝，陶泽. 第三次分配：理论、实践与政策建议［J］. 中国行政管理，2020（3）：101-105+116.

［271］朱铭来，胡祁. 中国医疗救助的对象认定与资金需求测算［J］. 社会保障评论，2019，3（3）：132-146.

［272］余臻峥. 国外典型国家医疗救助制度经验及其借鉴［J］. 现代商贸工业，2010，22（19）：97-98.

［273］顾昕. 泰国的医疗救助制度及其对我国的启示［J］. 中国行政管理，2006（7）：73-77.

［274］李磊. 新加坡与泰国医疗救助的经验及其启示［J］. 经济研究导刊, 2012 (3)：213-214.

［275］薛秋霁, 孙菊, 姚强. 全民医保下的医疗救助模式研究——英国、澳大利亚、德国的经验及启示［J］. 卫生经济研究, 2017 (2)：49-54.

［276］尹航, 林闽钢. 弱势群体医疗救助实施效果评估——基于"城乡困难家庭社会政策支持系统建设项目"调查数据的分析［J］. 社会保障研究, 2017 (1)：57-64.

［277］张梁. 医疗救助的立法思路和相关内容之我见［J］. 医学与哲学, 2021, 42 (12)：64-68+73.

［278］赵斌. 发达国家医疗救助制度模式及理论述评［J］. 国外社会科学, 2009 (6)：85-91.

［279］张雪, 杨柠溪. 英美分级诊疗实践及对我国的启示［J］. 医学与哲学 (A), 2015, 36 (7)：78-81.

［280］冯雪. 医疗与城市［M］. 北京：华龄出版社, 2019：51.

［281］高和荣. 健康治理与中国分级诊疗制度［J］. 公共管理学报, 2017, 14 (2)：139-144+159.

［282］饶克勤. 健康中国战略与分级诊疗制度建设［J］. 卫生经济研究, 2018 (1)：4-6+9.

［283］李新标. 实施分级诊疗制度的难点及对策［J］. 卫生经济研究, 2017 (5)：20-22.

［284］杜瑶, 贾慧萍, 陈在余. 我国分级诊疗制度的现状与对策分析［J］. 中国药物经济学, 2018, 13 (6)：22-25+36.

［285］申曙光, 杜灵. 我们需要什么样的分级诊疗？［J］. 社会保障评论, 2019, 3 (4)：70-82.

［286］申曙光, 张勃. 分级诊疗、基层首诊与基层医疗卫生机构建设［J］. 学海, 2016 (2)：48-57.

［287］仇雨临. 家庭医生签约制是分级诊疗施行的保证［J］. 中国医疗保险, 2017 (5)：23.

［288］邓仲春, 陈英. 普及分级诊疗制度的现状、困境及建议［J］. 学习月刊, 2016 (6)：55-56.

［289］廖智柳, 黄顺康. 新型家庭医生制度构建与机制设计［J］. 甘肃社会科学, 2021 (4)：30-36.

［290］钟三宇, 范亲敏. 家庭医生签约长效机制的落实路径——以分级诊疗为视角［J］. 福建医科大学学报 (社会科学版), 2018, 19 (3)：10-15+65.

［291］景日泽，王虎峰，方海. 家庭医生执业规模对其诊疗行为和接诊患者的医疗费用的影响研究——基于两水平模型的分析［J］. 社会保障研究，2021（5）：81-91.

［292］王谦. 医疗卫生资源配置的经济学分析［J］. 经济体制改革，2006（2）：33-38.

［293］代英姿，王兆刚. 中国医疗资源的配置：失衡与调整［J］. 东北财经大学学报，2014（1）：47-53.

［294］朱德云，刘慧. 中国城乡医疗卫生基本公共服务均等化的区域差异及收敛性研究［J］. 宏观经济研究，2022（10）：143-160.

［295］沈立. 我国医疗卫生资源空间配置现状及对策研究［J］. 发展研究，2021，38（3）：68-76.

［296］周爱萍. 城乡医疗资源不均衡配置及改善研究［J］. 合作经济与科技，2020（22）：172-176.

［297］黄亚新，王长青. 从失配到适配：农村医疗卫生服务可及性的逻辑转换［J］. 学海，2022（5）：90-97.

［298］韩克庆，魏达. 我国医疗卫生公益性的基本内涵和理论维度［J］. 中共中央党校（国家行政学院）学报，2022，26（3）：73-80.

［299］刘天峰，杨显辉，樊玉录，等. 试论医疗机构的公益性与营利性［J］. 中国药物经济学，2011（5）：59-62.

［300］黄民. 试论铁路项目的公益性及建设途径［J］. 数量经济技术经济研究，2003（3）：11-14.

［301］朱佳婕，吕键. 公立医疗机构公益性探讨［J］. 合作经济与科技，2016（22）：166-167.

［302］陈俊. 论公共医疗资源的分配正义［J］. 自然辩证法研究，2013，29（12）：84-89.

［303］方鹏骞. 多措并举破解基层医疗卫生人才短缺之困［J］. 人民论坛，2020（29）：79-81.

［304］陈强. 农村医疗卫生人才建设问题及对策探究［J］. 中国农村卫生，2021，13（20）：15-16.

［305］姚洁. 创新人才工作机制的实践与思考［J］. 中国农村卫生，2017（21）：16-17.

［306］王楠. 医疗系统人才流失的现状原因及对策研究［J］. 智慧健康，2021，7（26）：174-176.

［307］覃英华，李嘉程，王日珍，等. 医疗保障现代化治理的理念、网络结构和治

理路径研究——基于社会网络分析和协同函数［J］．社会保障研究，2022
（1）：26-36.

［308］吴素雄，余潇，杨华．医疗卫生服务体系整合的过程、结构与治理边界：中国实践［J］．浙江学刊，2022（3）：54-63.

［309］陈霜．我国医疗卫生资源配置现状与政策建议［J］．中国总会计师，2018（10）：118-119.

［310］胡静林．坚持规划引领　加强统筹推进　汇聚奋进合力　开启"十四五"医疗保障高质量发展新征程［J］．人民论坛，2021（33）：6-11.

［311］常春，喻术红．算法管理的劳动法定位及规制建议［J］．中国劳动，2021（4）：16-27.

［312］佘宇，单大圣．制约生育潜能释放的成本因素及社会支持措施［J］．行政管理改革，2021（9）：18.

［313］张桂文，邓晶晶，张帆．中国人口老龄化对制造业转型升级的影响［J］．中国人口科学，2021（4）：33.

［314］国务院新闻办公室．第七次全国人口普查主要数据结果新闻发布会答记者问［EB/OL］．（2021-05-11）［2022-01-01］．http://www.gov.cn/xinwen/2021-05/11/content_5605793.htm.

［315］张现苓，翟振武，陶涛．中国人口负增长：现状、未来与特征［J］．人口研究，2020，44（3）：5.

［316］周沛，易艳阳，周进萍．社会保障概论［M］．武汉：武汉大学出版社，2010：237.

［317］庄渝霞．中国生育保险制度研究［M］．上海：上海社会科学院出版社，2019：115.

［318］贺丹．完善生育保险制度 构建与国家人口战略相适应的生育保障体系［J］．人口与健康，2020（7）：6.

［319］王群方．我国生育保险制度研究［D］．合肥：安徽大学，2019：18.

［320］杨立雄．可将生育保险变为生育福利［J］．中国社会保障，2013（10）：28.

［321］国家医疗保障局．2020年全国医疗保障事业发展统计公报［EB/OL］．（2021-03-08）［2022-01-01］．http://www.nhsa.gov.cn/art/2021/3/8/art_7_4590.html.

［322］沈澈，王玲．互动式发展：新中国成立70年来生育政策与生育保障的演进及展望［J］．社会保障研究，2019（6）：27.

［323］李卢霞，戴维周，孙晓燕．国外生育保险制度概览及我国生育保险制度改革［J］．卫生经济研究，2005（11）：17.

［324］ 梁宝霖. 中国社会保险法必须达成全民共享［C］//香港社会保障学会. 化威胁为安全：香港社会保障学会 20 周年文集. 香港社会保障学会，2009：32.

［325］ 杨思斌. 关于进一步完善《医疗保障法（征求意见稿）》的思考和建议［J］. 中国医疗保险，2021（9）：31.

［326］ 刘文华，白宁. 社会保险法治化政策研究专题 我国生育保险制度与实践［J］. 中国劳动，2018（6）：42.

［327］ 海韵. 探索两项保险合并实施的制度体系和运行机制［J］. 中国医疗保险，2021（7）：72.

［328］ 郑功成. 从政策性文件主导走向法治化：中国特色医疗保障制度建设的必由之路［J］. 学术研究，2021（6）：80.

［329］ HARVEY L. Economic backwardness and economic growth：studies in the theory of economic development［M］. New York：Wiley，1957：51.

［330］ CORRELL S J，BENARD S. Getting a job：is there a motherhood penalty?［J］. American Journal of Sociology，2007，112（5）：1325.

［331］ HERR J L，WOLFRAM C D. Work environment and opt-out rates at motherhood across high-education career paths［J］. ILR Review，2012，65（4）：930.

［332］ ABENDROTH A K，HUFFMAN M L，TREAS J. The parity penalty in life course perspective：Motherhood and occupational status in 13 European countries［J］. American Sociological Review，2014，79（5）：997.

［333］ 王蓓. 全面"二孩"政策下女职工的生育意愿和法律保障实证研究［J］. 东方法学，2018（4）：33.

［334］ 段继红，苏华山，张成. 生育成本对二孩生育意愿的影响［J］. 当代财经，2020（1）：17.

［335］ 高媛. 职场女性生育成本分担模式的重构——从二孩引发的就业歧视问题着眼［J］. 中国劳动关系学院学报，2016（3）：44.

［336］ GAUTHIER A H. The impact of family policies on fertility in industrialized countries：a review of the literature［J］. Population Research and Policy Review，2007，26（3）：323-346.

［337］ 费孝通. 乡土中国 生育制度 乡土重建［M］. 武汉：长江文艺出版社，2019：148.

［338］ 宋健，周宇香. 全面两孩政策执行中生育成本的分担——基于国家、家庭和用人单位三方视角［J］. 中国人民大学学报，2016（6）：114.

［339］王志章，刘天元. 生育"二孩"基本成本测算及社会分摊机制研究［J］. 人口学刊，2017（4）：21.

［340］王颖，曾康霖. 论普惠：普惠金融的经济伦理本质与史学简析［J］. 金融研究，2016（2）：37.

［341］TITMUSS R M. Commitment to welfare［M］. London：Allen and Unwin，1968：128.

［342］POWELL J L，HENDRICKS J. The welfare state in post-industrial society：A global perspective［M］. Springer. 2009：181.

［343］吕昭河，谢玉球. 包容性生育政策的理论与实践——后人口转变时期生育政策的时代内涵和导向研究［J］. 思想战线，2021（3）：168.

［344］郝君富，郭锐欣. 生育保障制度的国际改革趋势与启示［J］. 兰州学刊，2019（6）：139.

［345］陈若冰，朱利兵. 社会福利立法：现状及发展趋势［J］. 人民论坛，2017（22）：76.

［346］万国威. 我国社会福利制度的理论反思与战略转型［J］. 中国行政管理，2016（1）：17.

［347］王萌萌，眭鸿明. 守护正义：我国社会保险权的实现路径［J］. 南京社会科学，2021（4）：107.

［348］章亮明，钟刚. 社会保障法［M］. 北京：中国政法大学出版社，2007：316.

［349］郑功成. 实施积极应对人口老龄化的国家战略［J］. 人民论坛·学术前沿，2020（22）：26.

［350］张洋，赵婀娜，吴月辉，等. 砥砺奋进，加快建设人才强国［N］. 人民日报，2021-10-01（2）.

［351］博登海默. 法理学：法律哲学与法律方法［M］. 邓正来，译. 北京：中国政法大学出版社，2017：259.

［352］潘文悦. 普遍主义与地方自治：瑞典"福利市镇"的经验［J］. 社会政策研究，2018（2）：86.

［353］姜明安. 依法治国是国家治理现代化的前提和保障［J］. 中国司法，2020（1）：26.

［354］梁建章，任泽平，黄文政，等. 中国生育成本报告 2022 版［EB/OL］.（2022-02-22）［2022-02-25］. https://mp.weixin.qq.com/s/DDm0xx2NXEXJ iw-vO8j6inQ.

［355］常春. 社会补偿制度立法必要性、可行性及初步构建［J］. 社会福利（理论版），2022（1）：13.

［356］ 马红鸽，贺晓迎. 建党百年来中国共产党人口生育政策变迁及其启示［J］. 西安财经大学学报，2021（5）：34.

［357］ 薛君. 生育政策调整对中国人口红利的影响［J］. 华中科技大学学报（社会科学版），2018（3）：39.

［358］ 罗琦，龙凤瑶. 我区生育三孩费用纳入生育保险支付范围［N］. 广西日报，2021－08－20（4）.

［359］ 张春祥. 生育三孩费用纳入医保范围［N］. 湖南日报，2021－08－19（003）.

［360］ 廖岚钧，吴艾琳. 我市将生育三孩费用纳入生育保险范围［N］. 马鞍山日报，2021－08－26（4）.

［361］ 李远方. 多地出台新政支持三孩生育政策［N］. 中国商报，2021－07－29（3）.

［362］ 吴从周. 民事法学与法学方法：概念法学利益法学与价值法学［M］. 北京：中国法制出版社，2011：132.

［363］ 周平. 国民对现代国家的意义［J］. 武汉大学学报（哲学社会科学版），2021（2）：135.

［364］ LINDH T，MALMBERG B. Age structure effects and growth in the OECD，1950－1990［J］. Journal of Population Economics，1999，12（3）：439.

［365］ 穆光宗. 提倡生育责任伦理共同体意识［N］. 北京日报，2021－08－16（10）.

［366］ HENDERSON A，WHITE L A. Shrinking welfare states？Comparing maternityleave benefits and child care programs in European Union and North American welfare states，1985—2000［J］. Journal of European Public Policy，2004，11（3）：512.

［367］ 林闽钢. 社会保障理论与政策"中国经验"视角［M］. 北京：中国社会科学出版社，2012：226.

［368］ 李春根. 社会保障理论与政策［M］. 上海：复旦大学出版社，2018：86.

［369］ UNFPA，The Danish Institute for Human Rights，The Office of the United Nations High Commissioner for Human Rights. Reproductive Rights are Human Rights［R］.（2014－12－01）［2022－01－01］. https：//www. ohchr. org/Documents/Publications/NHRIHandbook.pdf.

［370］ 赵红梅. 社会法学前沿问题研究［M］. 北京：中国政法大学出版社，2021：226.

［371］ 中国新闻网. 超长假期、年补贴万元……多地出台三孩配套措施［EB/OL］.（2021－09－18）［2021－10－04］. http：//www. news. cn/local/2021－09/18/c_

1127875669.htm.

[372] 宋健. 中国生育政策的完善与"善后"[J]. 中国人民大学学报, 2015, (4): 114.

[373] 李国海, 彭诗程. 论"鼓励生育"视角下奖励制度之适用[J]. 湖南科技大学学报(社会科学版), 2019, (4): 92.

[374] 张广宇, 顾宝昌. 用津贴能促进生育吗? 澳大利亚实施鼓励生育政策始末记[J]. 人口与发展, 2018 (6): 63.

[375] 郑真真. 生育转变的多重推动力: 从亚洲看中国[J]. 中国社会科学, 2021 (3): 84.

附件：本书所涉及的重要规范性文件

[1]《中华人民共和国劳动保险条例》

[2]《国家工作人员公费医疗预防实施办法》

[3]《政务院关于全国各级人民政府、党派、团体及所属事业单位的国家工作人员实行公费医疗预防的指示》

[4]《卫生部、财政部关于改进公费医疗管理问题的通知》（〔65〕卫计张字第809号，〔65〕财文杜字第509号）

[5] 卫生部1979年《农村合作医疗章程（试行草案）》

[6] 1993年《中共中央关于建立社会主义市场经济体制若干问题的决定》

[7] 1997年《中共中央、国务院关于卫生改革与发展的决定》

[8]《国务院批转卫生部等部门关于发展和完善农村合作医疗若干意见的通知》（国发〔1997〕18号）

[9]《关于进一步加强公费医疗管理的通知》（〔84〕卫计字第85号）

[10]《关于加强公费医疗管理严格控制公费医疗经费过快增长的通知》（〔92〕财文字第10号）

[11]《国务院关于江苏省镇江市、江西省九江市职工医疗保障制度改革试点方案的批复》（国函〔1994〕116号）

[12]《国务院关于建立城镇职工基本医疗保险制度的决定》（国发〔1998〕44号）

[13]《国务院关于开展城镇居民基本医疗保险试点的指导意见》（国发〔2007〕20号）

[14]《人力资源和社会保障部、财政部关于做好2008年城镇居民基本医疗保险试点工作的通知》（人社部发〔2008〕39号）

[15]《国务院办公厅关于将大学生纳入城镇居民基本医疗保险试点范围的指导意见》（国办发〔2008〕119号）

[16]《人力资源和社会保障部、财政部关于全面开展城镇居民基本医疗保险工作的通知》（人社部发〔2009〕35号）

[17]《民政部、卫生部、财政部关于实施农村医疗救助的意见》（民发〔2003〕158号）

[18]《国务院办公厅年转发民政部等部门〈关于建立城市医疗救助制度试点工作意见的通知〉》（国办发〔2005〕10号）

[19]《民政部、财政部、卫生部、人力资源和社会保障部关于进一步完善城乡医疗救助制度的意见》（民发〔2009〕81号）

[20] 全国人民代表大会2011年《中华人民共和国国民经济和社会发展第十二个五年规划纲要》

[21]《国务院办公厅关于加快发展商业健康保险的若干意见》（国办发〔2014〕50号）

[22]《国务院关于整合城乡居民基本医疗保险制度的意见》（国发〔2016〕3号）

[23]《人力资源和社会保障部关于进一步推进医疗保险付费方式改革的意见》（人社部发〔2011〕63号）

[24] 国家医疗保障局2019年《国家医疗保障疾病诊断相关分组（CHS-DRG）分组与付费技术规范》

[25]《国务院办公厅关于进一步深化基本医疗保险支付方式改革的指导意见》（国办发〔2017〕55号）

[26]《国家医保局关于申报按疾病诊断相关分组付费国家试点的通知》（医保办发〔2018〕23号）

[27]《关于全面推进生育保险和职工基本医疗保险合并实施的意见》（国办发〔2019〕10号）

[28] 国家医保局《2018—2020年医疗保障事业发展统计快报》

[29]《国务院办公厅关于建立健全职工基本医疗保险门诊共济保障机制的指导意见》（国办发〔2021〕14号）

[30]《国家医保局、财政部、国家税务总局关于做好2021年城乡居民基本医疗保障工作的通知》（医保发〔2021〕32号）

[31] 中共中央、国务院2016年《"健康中国2030"规划纲要》

[32]《全国人民代表大会常务委员会关于授权国务院在河北省邯郸市等12个试点城市行政区域暂时调整适用〈中华人民共和国社会保险法〉有关规定的决定》

[33] 2011年《人力资源和社会保障部实施〈中华人民共和国社会保险法〉若干规定》（中华人民共和国人力资源和社会保障部令第13号）

[34]《中华人民共和国社会保险法》

[35]《财政部、人力资源社会保障部、卫生计生委、保监会关于利用基本医疗保

险基金向商业保险机构购买城乡居民大病保险财务列支办法的通知》（财社〔2013〕36号）

[36] 2020年《中共中央、国务院关于深化医疗保障制度改革的意见》

[37]《国家医疗保障局办公室、财政部办公厅关于印发〈欺诈骗取医疗保障基金行为举报奖励暂行办法〉的通知》（医保发〔2018〕22号）

[38]《国家医疗保障局办公室关于当前加强医保协议管理确保基金安全有关工作的通知》（医保办发〔2018〕21号）

[39]《国务院办公厅关于推进医疗保障基金监管制度体系改革的指导意见》（国办发〔2020〕20号）

[40]《国家医疗保障局关于印发〈规范医疗保障基金使用监督管理行政处罚裁量权办法〉的通知》（医保发〔2021〕35号）

[41]《医疗保障基金使用监督管理条例》

[42]《国务院医改办关于加快推进城乡居民大病保险工作的通知》（国医改办发〔2014〕1号）

[43]《国务院关于整合城乡居民基本医疗保险制度的意见》（国发〔2016〕3号）

[44]《关于印发〈推进家庭医生签约服务指导意见〉的通知》（国医改办发〔2016〕1号）

[45]《第十三届全国人民代表大会第一次会议关于国务院机构改革方案的决定》

[46] 2016年《中共中央、国务院"健康中国2030"规划纲要》

[47]《关于印发〈国家人口发展规划（2016—2030年）〉的通知》（国发〔2016〕87号）

[48] 中共中央2014年《关于全面推进依法治国若干重大问题的决定》

[49]《国务院医改办关于加快推进城乡居民大病保险工作的通知》（国医改办发〔2014〕1号）

[50]《国务院办公厅关于全面实施城乡居民大病保险的意见》（国办发〔2015〕57号）

[51]《国务院办公厅关于建立健全职工基本医疗保险门诊共济保障机制的指导意见》（国办发〔2021〕14号）

[52]《国务院关于江苏省镇江市、江西省九江市职工医疗保障制度改革试点方案的批复》（国函〔1994〕116号）

[53]《国务院关于建立城镇职工基本医疗保险制度的决定》（国发〔1998〕44号）

[54]《国务院办公厅关于加快发展商业健康保险的若干意见》（国办发〔2014〕50号）

[55]《国务院办公厅关于印发深化医药卫生体制改革2014年工作总结和2015年

重点工作任务的通知》（国办发〔2015〕34 号）

[56]《财政部、税务总局、保监会关于将商业健康保险个人所得税试点政策推广到全国范围实施的通知》（财税〔2017〕39 号）

[57]《城乡医疗救助基金管理办法》

[58]《国务院办公厅转发民政部等部门关于进一步完善医疗救助制度全面开展重特大疾病医疗救助工作意见的通知》（国办发〔2015〕30 号）

[59]《2014 年政府工作报告》

[60]《国务院办公厅关于推进分级诊疗制度建设的指导意见》（国办发〔2015〕70 号）

[61]《石家庄市人民政府关于印发石家庄市城乡居民基本医疗保险实施办法的通知》（石政发〔2016〕59 号）

[62]《石家庄市人民政府关于印发石家庄市城镇职工基本医疗保险实施办法的通知》（石政规〔2019〕7 号）

[63]《合肥市人民政府关于印发〈合肥市城乡居民基本医疗保险和大病保险实施办法〉〈合肥市城乡医疗救助实施办法〉的通知》（合政〔2021〕2 号）

[64]《合肥市城镇职工基本医疗保险办法（2015 修订）》

[65]《昆明市人民政府关于印发昆明市城乡居民基本医疗保险实施办法的通知》（〔2012〕65 号）

[66] 2001 年《昆明市城镇职工基本医疗保险暂行规定》（昆明市人民政府令第 23 号）

[67]《沈阳市城镇职工基本医疗保险规定（2008）》（沈阳市人民政府令第 7 号）

[68]《沈阳市城乡居民基本医疗保险参保就医指南》

[69]《沈阳市城镇职工基本医疗保险参保就医指南》